董氏奇穴速查手册

杨朝义　主编

U0198842

辽宁科学技术出版社

·沈 阳·

图书在版编目（CIP）数据

董氏奇穴速查手册/杨朝义主编．—沈阳：
辽宁科学技术出版社，2021.9（2024.6重印）
ISBN 978-7-5591-2108-0

Ⅰ．①董… Ⅱ．①杨… Ⅲ．①奇穴—手册
Ⅳ．①R224.2-62

中国版本图书馆 CIP 数据核字（2021）第 118637 号

出版发行：辽宁科学技术出版社
　　　　　（地址：沈阳市和平区十一纬路 25 号　邮编：110003）
印　刷　者：辽宁新华印务有限公司
经　销　者：各地新华书店
幅面尺寸：170 mm×240 mm
印　　张：11
字　　数：200 千字
出版时间：2021 年 9 月第 1 版
印刷时间：2024 年 6 月第 4 次印刷
责任编辑：丁　一
封面设计：刘冰宇
版式设计：袁　舒
责任校对：王春茹

书　　号：ISBN 978-7-5591-2108-0
定　　价：60.00 元

联系电话：024-23284363
邮购热线：024-23284502　E-mail：syh324115@126.com

编　委　会

前　言

　　董氏奇穴针灸学在中国大陆传承发展短短几十年，就大放异彩，迅速传播于祖国的大江南北，当前董氏针灸可谓是百花齐放，繁花似锦，这是可喜可贺之事。但是由于董氏奇穴的穴位多，又不易定位，这对董氏奇穴初学者来说是一个学习的最大障碍，即便是一些从事董氏奇穴多年的临床工作者，也有许多穴位难以准确定位，导致临床运用受限制；董氏奇穴穴位较多，每个穴位功效又多，如果要全面掌握其功用，这对多数学习者来说实属不易，也对董氏奇穴的传承发展极为不利，严重影响了董氏奇穴的临床疗效，制约了发展与推广。为了进一步有效推广董氏奇穴的快速发展，针对这个现状，笔者对此一直有一个想法，那就是能写一本重点突出，实用性强，既能便于学习查阅又能便于临床应用的一本书。所以《董氏奇穴速查手册》也就应运而生了。

　　本书分两篇，第一篇为穴位篇，介绍了常用的董氏奇穴 200 余个，对每个穴位都介绍了标准定位、解剖、准确取穴、主治、操作、穴性、特点及作用、特效配伍等，对重点穴位附有相关的治疗案例。第二篇为临床常见病特效组方，介绍了各种常见病的董氏奇穴特效方法。本书配有每个穴位的取穴彩图，方便准确取穴。本书内容全面精简，便于学习及临床时查阅。无论对董氏奇穴初学者还是已临床工作者均实属必要，可以说，有《董氏奇穴速查手册》在手，无论董氏奇穴学习及临床运用都不再发愁。

　　因作者水平所限，内容难免存在错误与不当之处，敬请各位同道指正。笔者希望这本小书，能对初学董氏奇穴的朋友有所帮助，对临床的同道有所启迪。同时恳切地期望能在今后得到各位老师及诸位同仁的全面指点，以使本书再版时更加完善，更好地为读者服务，笔者交流微信：15966990292（杨朝义）。欢迎大家批评指正！

杨朝义

2019 年深秋于沂源

目　录

第一篇　穴位篇 ·········· 001
第一章　一一部位（手指部位）·········· 002
一、一一部位总图 ·········· 002
二、一一部位穴位 ·········· 003

1. 大间穴（003）
2. 小间穴（003）
3. 浮间穴（004）
4. 外间穴（004）
5. 中间穴（005）
6. 还巢穴（005）
7. 指驷马穴（006）
8. 指五金穴、指千金穴（007）
9. 心膝穴（007）
10. 木火穴（007）
11. 肺心穴（008）
12. 二角明穴（009）
13. 胆穴（009）
14. 指三重穴（010）
15. 指肾穴（010）
16. 火膝穴（011）
17. 木穴（011）
18. 脾肿穴（012）
19. 心常穴（013）
20. 木炎穴（013）
21. 三眼穴（014）
22. 复原穴（014）
23. 眼黄穴（015）
24. 妇科穴（015）
25. 止涎穴（016）
26. 制污穴（016）
27. 五虎穴（017）

三、一一部位小结 ·········· 018
第二章　二二部位（手掌部位）·········· 020
一、二二部位总图 ·········· 020
二、二二部位穴位 ·········· 021

1. 重子穴（021）
2. 重仙穴（021）
3. 灵骨穴（022）
4. 大白穴（023）
5. 上白穴（023）
6. 中白穴（024）
7. 下白穴（024）
8. 腕顺一穴（025）
9. 腕顺二穴（026）
10. 手解穴（026）
11. 土水穴（027）

三、二二部位小结 ·········· 028
第三章　三三部位（小臂部位）·········· 029
一、三三部位总图 ·········· 029
二、三三部位穴位 ·········· 030

1. 其门穴（030）
2. 其角穴（030）
3. 其正穴（031）
4. 火串穴（032）
5. 火陵穴（032）
6. 火山穴（033）
7. 火腑海穴（033）
8. 手五金穴（034）
9. 手千金穴（035）
10. 肠门穴（035）
11. 肝门穴（036）
12. 心门穴（036）
13. 人士穴（037）
14. 地士穴（038）
15. 天士穴（038）
16. 曲陵穴（039）

三、三三部位小结 ·· 041

第四章　四四部位（大臂部位） ·························· 042

一、四四部位总图 ·· 042

二、四四部位穴位 ·· 043

1. 分金穴（043）	7. 背面穴（046）	13. 支通穴（049）
2. 后椎穴（043）	8. 人宗穴（046）	14. 落通穴（050）
3. 首英穴（043）	9. 地宗穴（047）	15. 下曲穴（051）
4. 富顶穴（044）	10. 天宗穴（048）	16. 上曲穴（051）
5. 后枝穴（044）	11. 云白穴（048）	17. 水愈穴（052）
6. 肩中穴（045）	12. 李白穴（049）	

三、四四部位小结 ·· 053

第五章　五五部位（足趾部位） ·························· 054

一、五五部位总图 ·· 054

二、五五部位穴位 ·· 055

1. 火包穴（055）	3. 海豹穴（056）	4. 木妇穴（056）
2. 上瘤穴（055）		

三、五五部位小结 ·· 058

第六章　六六部位（足掌部位） ·························· 059

一、六六部位总图 ·· 059

二、六六部位穴位 ·· 060

1. 火硬穴（060）	7. 水曲穴（063）	13. 水晶穴（067）
2. 火主穴（060）	8. 火连穴（064）	14. 花骨一穴（067）
3. 门金穴（061）	9. 火菊穴（065）	15. 花骨二穴（068）
4. 木斗穴（062）	10. 火散穴（065）	16. 花骨三穴（069）
5. 木留穴（062）	11. 水相穴（066）	17. 花骨四穴（069）
6. 六完穴（063）	12. 水仙穴（067）	

三、六六部位小结 ·· 070

第七章　七七部位（小腿部位） ·························· 071

一、七七部位总图 ·· 071

二、七七部位穴位 ·· 072

1. 正筋穴（072）	8. 四花上穴（077）	15. 上唇穴（081）
2. 正宗穴（073）	9. 四花中穴（077）	16. 下唇穴（081）
3. 正士穴（073）	10. 四花副穴（078）	17. 天皇穴（082）
4. 搏球穴（073）	11. 四花下穴（079）	18. 天皇副穴（肾关穴）（083）
5. 一重穴（074）	12. 腑肠（079）	19. 地皇穴（084）
6. 二重穴（075）	13. 四花里穴（080）	20. 四肢穴（084）
7. 三重穴（076）	14. 四花外穴（080）	21. 人皇穴（085）

22. 侧三里穴（085）　　25. 足五金穴（087）　　27. 外三关穴（088）

23. 侧下三里穴（086）　26. 七虎穴（088）　　28. 光明穴（089）

24. 足千金穴（087）

三、七七部位小结 ……………………………………………………… 090

第八章　八八部位（大腿部位） …………………………………… 091

一、八八部位总图 …………………………………………………… 091

二、八八部位穴位 …………………………………………………… 092

1. 通关穴（092）　　　12. 明黄穴（099）　　　23. 金前上穴（107）

2. 通山穴（092）　　　13. 天黄穴（099）　　　24. 金前下穴（107）

3. 通天穴（093）　　　14. 其黄穴（100）　　　25. 中九里穴（108）

4. 姐妹一穴（094）　　15. 火枝穴（101）　　　26. 上九里穴（108）

5. 姐妹二穴（095）　　16. 火全穴（102）　　　27. 下九里穴（109）

6. 姐妹三穴（095）　　17. 驷马中穴（102）　　28. 解穴（109）

7. 感冒一穴（095）　　18. 驷马上穴（103）　　29. 内通关穴（110）

8. 感冒二穴（096）　　19. 驷马下穴（104）　　30. 内通山穴（110）

9. 通肾穴（097）　　　20. 下泉穴（105）　　　31. 内通天穴（111）

10. 通胃穴（097）　　　21. 中泉穴（105）　　　32. 失音穴（111）

11. 通背穴（098）　　　22. 上泉穴（106）

三、八八部位小结 …………………………………………………… 112

第九章　九九部位（耳朵部位） …………………………………… 114

一、九九部位总图 …………………………………………………… 114

二、九九部位穴位 …………………………………………………… 115

1. 耳环穴（115）　　　4. 土耳穴（116）　　　7. 耳背穴（116）

2. 木耳穴（115）　　　5. 金耳穴（116）　　　8. 耳三穴（117）

3. 火耳穴（115）　　　6. 水耳穴（116）

三、九九部位小结 …………………………………………………… 118

第十章　十十部位（头面部位） …………………………………… 119

一、十十部位总图 …………………………………………………… 119

二、十十部位穴位 …………………………………………………… 120

1. 正会穴（120）　　　10. 四腑二穴（124）　　18. 木枝穴（129）

2. 州圆穴（120）　　　11. 四腑一穴（125）　　19. 水通穴（129）

3. 州昆穴（121）　　　12. 正本穴（125）　　　20. 水金穴（130）

4. 州仑穴（121）　　　13. 马金水穴（126）　　21. 玉火穴（131）

5. 前会穴（122）　　　14. 马快水穴（126）　　22. 鼻翼穴（131）

6. 后会穴（122）　　　15. 腑快穴（127）　　　23. 州火穴（132）

7. 总枢穴（123）　　　16. 六快穴（127）　　　24. 州金穴（132）

8. 镇静穴（123）　　　17. 七快穴（128）　　　25. 州水穴（133）

9. 上里穴（124）

第十一章　十一部位（后背部位） ………………………………… 134

一、十一部位总图 ………………………………………………… 134

二、十一部位穴位 ………………………………………………… 135

1. 分枝上穴（135）
2. 分枝下穴（135）
3. 七星穴（136）
4. 五岭穴（136）
5. 双凤穴（137）
6. 九猴穴（138）
7. 三金穴（138）
8. 精枝穴（138）
9. 金林穴（139）
10. 顶柱穴（139）
11. 后心穴（140）
12. 感冒三穴（140）
13. 水中穴（141）
14. 水腑穴（141）
15. 三江穴（141）
16. 双河穴（142）
17. 冲霄穴（142）

第十二章　十二部位（前胸部位） ………………………………… 143

一、十二部位总图 ………………………………………………… 143

二、十二部位穴位 ………………………………………………… 144

1. 喉蛾九穴（144）
2. 十二猴穴（144）
3. 金五穴（145）
4. 胃毛七穴（145）
5. 脐巢二十三穴（145）

第十三章　补遗穴位 ……………………………………………… 147

1. 凤巢穴（147）
2. 小节穴（147）
3. 次白穴（148）
4. 三叉一穴（148）
5. 三叉二穴（148）
6. 三叉三穴（149）
7. 大叉穴（149）
8. 骨关穴（149）
9. 木关穴（150）
10. 消骨穴（150）
11. 上反穴（三反穴）（150）

第二篇　临床常见病特效组方 …………………………………… 153

1. 后头痛（154）
2. 偏头痛（154）
3. 前头痛（154）
4. 头顶痛（154）
5. 鹅掌风（154）
6. 多种皮肤病（154）
7. 过敏性鼻炎（154）
8. 眼睛干涩（154）
9. 麦粒肿（154）
10. 迎风流泪（154）
11. 生理性飞蚊症（154）
12. 青光眼（154）
13. 眼睑下垂及无力（154）
14. 暴聋（154）
15. 耳鸣、耳聋（154）
16. 咳嗽（急性支气管炎）（154）
17. 慢性支气管炎（154）
18. 急性呕吐（155）
19. 急性胃肠炎（155）
20. 便秘（155）
21. 急性阑尾炎（155）
22. 胃酸过多（155）
23. 胃痛、胃胀（慢性胃炎）（155）
24. 急性胃痛（胃痉挛）（155）
25. 脾大（155）
26. 糖尿病（155）
27. 伤口不愈合（155）
28. 心脏病（155）
29. 三叉神经痛（155）
30. 颞颌关节紊乱（155）
31. 面瘫（155）
32. 咽喉痛（155）
33. 牙痛（155）
34. 鱼刺鲠喉（156）
35. 落枕、颈椎病（156）
36. 背痛（156）
37. 胸胁痛（156）
38. 慢性腰痛（156）
39. 闪腰岔气（急性腰痛）（156）
40. 腕关节疼痛及麻木（156）
41. 肩关节抬举受限（156）
42. 坐骨神经痛（156）
43. 膝痛（156）
44. 大腿痛（156）
45. 腹股沟处疼痛（156）
46. 小腿痛（156）
47. 踝关节扭伤（156）
48. 足跟痛（156）
49. 手指痛及麻木（156）
50. 足趾疼痛及麻木（156）

51. 脚痛及脚麻（157）
52. 尾椎痛（157）
53. 各种骨刺（157）
54. 急性黄疸（157）
55. 肝硬化（157）
56. 急、慢性肝炎（157）
57. 胆石症（157）
58. 胆囊炎（157）
59. 肾、输尿管结石（157）
60. 膀胱结石（157）
61. 尿道结石（157）
62. 非炎症性尿频（157）
63. 尿急、尿痛（157）

64. 疝气（157）
65. 不孕症（157）
66. 痛经（157）
67. 带下症（158）
68. 流产、习惯性流产（158）
69. 女性性冷淡（158）
70. 乳腺增生（158）
71. 子宫位置不正（158）
72. 子宫肌瘤、子宫腺肌症（158）
73. 阴道炎（158）
74. 中风偏瘫后遗症（158）
75. 小儿夜哭（158）
76. 小儿流口水（158）

77. 小儿高热（158）
78. 小儿哮喘（158）
79. 癫痫（158）
80. 脑外伤（158）
81. 狐臭（158）
82. 痔疾（158）
83. 醉酒（159）
84. 甲状腺肿大（159）
85. 震颤（159）
86. 晕车、晕船（159）
87. 各种急救（159）
88. 毒物咬伤、蜇伤（159）

附录　董氏针灸穴名笔画索引 ………………………………… 161

第一篇
穴位篇

第一章　一一部位（手指部位）

一、一一部位总图（图1-1-1~图1-1-3）

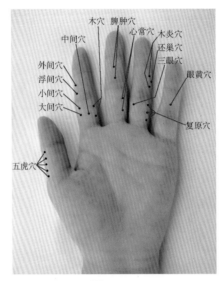

图 1-1-1

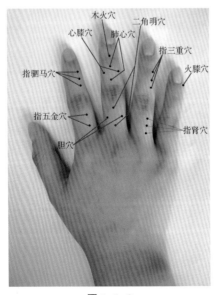

图 1-1-2

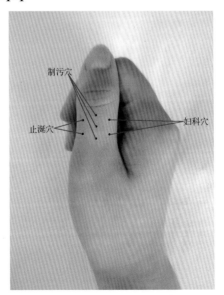

图 1-1-3

二、一一部位穴位

1. 大间穴

【标准定位】食指掌面第 1 节正中央偏向大指（即桡侧）外开 3 分处取穴（图 1-2-1）。

【解剖】桡骨神经之皮下支、心脏及六腑分支神经。

【准确取穴】在手指，首先定出第 1 节掌面的正中央点，然后再紧贴着桡侧缘指骨针刺即可。

【主治】心脏病、膝痛、疝气（尤具特效）、眼角痛。

【操作】手平卧，手心向上。5 分针，正下 1 分属心脏分支神经，正下 2~2.5 分属大小肠经。

【穴性】清心泻火、行气血、利湿热。

【特效作用】寒疝、睾丸炎、睾丸坠痛、前列腺炎及膀胱炎。

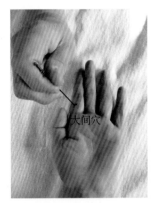

图 1-2-1　大间穴

【特效配伍】配人士、地士、天士治气喘；大间穴配小间穴治疗睾丸炎、睾丸坠痛特效；手指麻木时先取健侧的金门及束骨，再扎健侧的大间穴；大间、小间、浮间、外间配用治疗膀胱炎。

【注意】禁忌双手同时取穴（一般一侧取穴即可，多为健侧或者男左女右取穴）。

【说明】本穴作用较为广泛，尤其对泌尿生殖系统疾病有着特殊的疗效，因此本穴为临床重要穴位，需要正确掌握。

【临床验案】患者，男，53 岁。睾丸疼痛 10 余年。患者睾丸肿胀疼痛，反复发作，劳累后加重，舌红，苔白，脉弦滑。

诊断为疝气（寒湿凝滞）。处方：五间穴交替用针（大间、小间、中间为一组，浮间、外间为一组），大敦、三阴交、火包，每周 3 次，共治疗 15 次而愈。

2. 小间穴

【标准定位】食指掌面第 1 节外上方距大间穴上 2 分处取穴（图 1-2-2）。

【解剖】桡骨神经之皮下支，肺分支神经，心脏及六腑分支神经。

【准确取穴】在手指，以大间穴为标志点，首先定出大间穴，于大间穴上 2 分紧贴着指骨边缘针刺。

【主治】支气管炎、吐黄痰、胸部发闷、心悸、膝痛，疝气、眼角痛。

【操作】手平卧，手心向上。5 分针，正下 1 分属心脏分支神经，正下 1~

2.5 分属肺分支神经。

【穴性】清肺热、利咽喉，消肿止痛。

【特效作用】胸部发闷、寒疝、睾丸炎、睾丸坠痛、前列腺炎及膀胱炎、咳吐黄痰。

【特效配伍】小间穴配心常穴治疗老年人或心脏病患者伴有咳嗽者特效；小间穴配中间穴治疗心动过速、胸部发闷效佳；配大间穴治疗睾丸炎、睾丸坠痛极效。

【注意】禁忌双手同时取穴（一般一侧取穴即可，多为健侧或者男左女右取穴）。

【说明】本穴功效与大间穴基本相同，在临床也常倒马运用，因此本穴也是临床重要穴位之一，需要正确掌握。

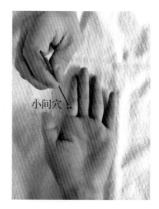

图 1-2-2　小间穴

3. 浮间穴

【标准定位】食指掌面第 2 节中央外开（偏向桡侧）2 分，距下横纹 1/3 处是穴（图 1-2-3）。

【解剖】桡骨神经之皮下支，心脏及六腑分支神经。

【准确取穴】在手指，将食指第 2 指节分成 3 等分，于桡侧下 1/3 处紧贴着指骨边缘进针即可。

【主治】疝气、尿道炎、牙痛、胃痛。

【操作】5 分针，针深 1~2 分。

【穴性】调理肠胃，通利下焦。

【特效作用】寒疝，尿道炎、前列腺炎及膀胱炎。

【特效配伍】浮间穴、外间穴配天宗穴、云白穴治疗尿道炎、膀胱炎特效；配大间穴、小间穴、中间穴治疗疝气特效。

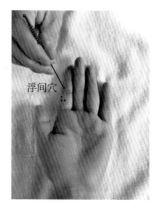

图 1-2-3　浮间穴

【注意】禁忌双手同时取穴（一般一侧取穴即可，多为健侧或者男左女右取穴）。

【说明】本穴重在理下焦作用，在调理生殖系统疾病方面有着较好的作用，因此也需要正确掌握。

4. 外间穴

【标准定位】食指掌面第 2 节正中线外开（偏向桡侧）2 分，距上横纹 1/3 处是穴（图 1-2-4）。

【解剖】桡骨神经之皮下支，心脏及六腑分支神经。

【准确取穴】在手指，将食指第 2 指节分成 3 等分，于桡侧上 1/3 处紧贴着指骨的边缘进针即可。

【主治】疝气、尿道炎、牙痛、胃痛。

【操作】5 分针，针深 2~2.5 分。

【穴性】与浮间穴穴性相近。

【特效作用】寒疝，尿道炎、前列腺炎及膀胱炎。

【特效配伍】浮间穴、外间穴配天宗穴、云白穴治疗尿道炎、膀胱炎特效；配大间穴、小间穴、中间穴治疗疝气特效。

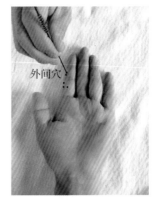

图 1-2-4　外间穴

【注意】禁忌双手同时取穴（一般一侧取穴即可，多为健侧或者男左女右取穴）。

【说明】本穴与浮间穴功效相近，临床上常与浮间穴倒马针合用治疗上述诸症，因此需要掌握。

5. 中间穴

【标准定位】食指掌面第 1 节正中央处取穴（图 1-2-5）。

【解剖】桡骨神经之皮下支，肺分支神经，心脏及六腑分支神经。

【准确取穴】在手指，首先确定出食指掌面第 1 节正中央点，于此处取穴即可。

【主治】心悸、胸部发闷、膝痛、头晕眼花、疝气。

【操作】手心向上，针深 1~2.5 分。

【穴性】宽胸通络，调气降逆。

【特效作用】心悸、胸闷，寒疝。

【特效配伍】中间穴配小间穴治疗心跳、胸部发闷；配大间穴、小间穴治疗疝气特效。

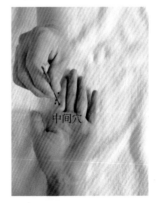

图 1-2-5　中间穴

【说明】本穴与大间穴、小间穴功效相近，临床常相互倒马针运用，治疗上述诸症具有确实的疗效，因此需要正确的掌握。

6. 还巢穴

【标准定位】在无名指中节外侧（偏向尺侧）正中央点取穴（图 1-2-6）。

【解剖】肝副神经，肾副神经。

【准确取穴】在手指，首先确定无名指中节尺侧缘上的正中央点，于此处取穴。

【主治】子宫痛、子宫瘤、子宫炎、子宫不正、月经不调、赤白带下、输卵管不通、小便多、阴门发肿、流产、安胎。

【操作】针深 1~3 分。

【穴性】调理冲任，疏经通络，温通下元。

【特效作用】不孕症特效。

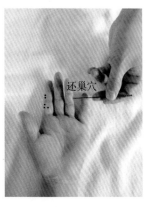

图 1-2-6　还巢穴

【特效配伍】本穴配妇科穴可治疗妇科诸症，尤其不孕症具有特效（二穴左右交替用针），因对不孕症治疗有着确实的作用，故有送子观音穴之称；配妇科穴、通肾穴、通胃穴有安胎特效，可治疗习惯性流产、先兆流产及胎动不安；配木妇穴、云白穴治疗赤白带下；配水晶穴、足三重穴治疗子宫诸疾。

【注意】禁忌双手同时取穴（一般一侧取穴即可，多为健侧），一般与妇科穴两手左右交替用针。

【说明】因本穴治疗妇科病具有特效，临床广用，是临床重要穴位，需要全面掌握。

【临床验案】李某，女，31 岁。患者结婚 4 年余未孕，月经后期，色淡量少，四肢不温，腰膝酸痛，舌苔薄白，脉沉细。曾经输卵管造影、B 超、性激素等各方面检查，西医诊断为黄体功能不全，曾经中西医治疗而无效。后来诊，诊断为不孕症（肾阳虚）。治疗处方：妇科穴、还巢穴（左右交替用针）、下三皇，并大赫、关元施以温针灸，共治疗 2 个月而孕。

7. 指驷马穴

【标准定位】食指背第 2 节中央线外开（偏向尺侧）2 分之中点一穴，距上横纹 1/4 处一穴，距下横纹 1/4 处一穴，共 3 穴（图 1-2-7）。

【解剖】桡神经，正中神经，肺分支神经。

【准确取穴】在手指，首先将食指背面的第 2 节分成 4 等分，然后分别紧贴着尺侧的指骨边缘上 1/4 处、下 1/4 处及中央点处取穴即可。

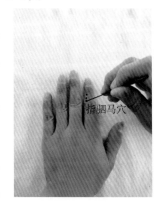

图 1-2-7　指驷马穴

【主治】肋膜炎、肋神经痛、皮肤病、脸面黑斑、鼻炎、耳鸣、耳发炎。

【穴性】调理肺气，宽胸利胁。

【特效作用】回乳、乳腺增生；手掌皮肤病。

【特效配伍】本穴配木穴治疗掌指皮肤病、鼻炎、流涕、鼻塞特效；配足三重治疗乳腺增生极效。

【操作】针深 0.5 分。

【说明】本穴其上述功效较为确实，因此是需要掌握的穴位（注意治疗手皮肤病时患侧取穴，余为健侧取穴或左右交替用针）。

8. 指五金穴、指千金穴

【标准定位】在手指，于食指背第 1 节中央线外开（偏向尺侧）2 分直线上，距上横纹 1/3 处为指五金穴，第 2 节下横纹 1/3 处为指千金穴（图 1-2-8）。

【解剖】桡神经，肺分支神经。

【准确定位】首先将食指背面的第 1 节分成 3 等分，分别紧贴着指骨边缘上 1/3 处与下 1/3 处下针。

【主治】肠炎、腹痛、鱼刺鲠喉，

【穴性】清利咽喉，通调肠腑。

【特效作用】鱼刺鲠喉。

【特效配伍】二穴倒马针治疗上述诸症。

【操作】针深 0.5 分。

【说明】本穴临床用之较少，可以作为了解穴位。

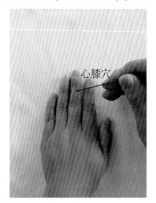

图 1-2-8 指五金穴、指千金穴

【临床验案】此患者为笔者本人，笔者因一次午饭仓促，第一口泡菜鱼就被鱼刺鲠喉，曾就诊于县级医疗机构耳鼻喉科未能取出，后尝试本穴组（当时就抱着试一试的心态），针刺后 3 分钟左右，就成功咳出如发丝粗细的 3 根鱼刺，顿感一块石头落地，内心很激动，这是第一次对本穴组治疗鱼刺鲠喉的运用。笔者在之前讲课时从未言及这一作用，自此对本穴这一功效有了新的认识。

9. 心膝穴

【标准定位】在中指背第 2 节两侧之中央点各 1 穴，共 2 穴（图 1-2-9）。

【解剖】正中神经，心脏分支神经。

【准确取穴】在手指，于中指背第 2 节正中央两侧分别紧贴着指骨边缘处取穴。

【主治】膝痛、肩胛痛。

【操作】针深 0.5 分。

【穴性】通经止痛。

【特效作用】治疗膝痛及脊柱痛特效。

【特效配伍】心膝穴配胆穴治疗膝痛；配肺心穴、火膝穴治疗膝盖冷痛；配肩中穴治疗小腿胀痛。

图 1-2-9 心膝穴

【说明】本穴治疗膝关节疾病有着较为确实的作用，故临床用之较多，是需要掌握的穴位。

10. 木火穴

【标准定位】在中指背第 3 节横纹中央点处取穴（图 1-2-10）。

【解剖】正中神经，心脏及肝分支神经。

【准确取穴】在手指，于中指背第 3 节的横纹上取穴，向小指的方向针刺，皮下针。

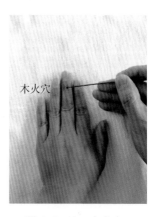

木火穴

【主治】半身不遂。

【操作】横针皮下 0.5 分。

【穴性】通经络，活气血，调元气。

【特效作用】治疗下肢发凉及中风后遗症具有特效。

【特效配伍】木火穴配灵骨穴、大白穴治疗中风偏瘫后遗症具有特效，治疗下肢发凉效佳；配火膝穴、心膝穴治疗膝盖冷痛。

图 1-2-10　木火穴

【注意】第 1 次限用 5 分钟，5 日后限用 3 分钟，又 5 日后限用 1 分钟。时间及次数均不可多用。

【说明】本穴治疗中风偏瘫后遗症及下肢发凉具有特效作用，故是临床重要穴位。

【治疗验案】患者，女，56 岁。脑血栓 4 个月余，曾住院经中西医、针灸及康复等综合治疗，患者左侧上下肢活动仍然严重受限，左下肢明显发凉。来诊以健侧木火穴、灵骨穴、大白穴为主穴，治疗 1 周，凉感明显改善，且力量也明显地增加，活动也大为改善。

11. 肺心穴

【标准定位】在中指背第 2 节中央线上，距上横纹 1/3 处 1 穴，距下横纹 1/3 处 1 穴，共 2 穴（图 1-2-11）。

【解剖】正中神经，心脏及分支神经。

【准确取穴】在手指，首先将中指背第 2 节分成 3 等分，分别于上下 1/3 处各取 1 穴。皮下针，向小指的方向针刺。

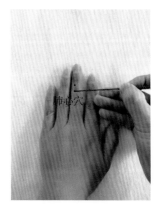

肺心穴

【主治】脊椎骨疼痛，颈项痛，小腿胀痛。

【操作】横针皮下 0.5 分。

【穴性】通络止痛，宣通气血。

【特效作用】治疗胸椎痛、尾椎痛、髂后上棘及髂后上棘两侧痛有特效。

图 1-2-11　肺心穴

【特效配伍】配心门穴治疗尾椎及尾椎骨尖端痛；配灵骨穴、大白穴治疗心悸、心慌不安效佳；配大椎穴治疗外感咳嗽特效。

【说明】本穴在中指背上，对应于督脉，因此具有通督止痛的作用，对椎体疾病有特殊的作用，尤对胸椎和尾椎效佳，对此应当掌握。

【临床验案】冯某，女，32 岁。产后出现腰骶部酸痛，症状逐渐加重，曾于某院经 CT 检查，未发现异常，因在哺乳期间，未口服用药，曾贴膏药及外用喷剂治疗，未效，症状日渐加重，经介绍来诊。查体：局部无肿胀及瘀斑。骶尾部压痛明显，起坐严重受限，咳嗽加重。诊断为尾骶痛。治疗：肺心穴、心门穴左右交替用针，第 1 次治疗后症状明显改善，共治疗 3 次诸症消失。

12. 二角明穴

【标准定位】在中指背第 1 节中央线上，距上横纹 1/3 处 1 穴，距下横纹 1/3 处 1 穴，共 2 穴（图 1-2-12）。

【解剖】桡尺交叉神经，肾神经。

【准确取穴】在手指，首先将中指背第 1 节分成 3 个等分，分别于上下 1/3 处各取一穴。皮下针，向小指的方向针刺。

【主治】闪腰岔气，肾痛，眉棱骨痛，鼻骨痛。

【操作】横针皮下 0.5 分。

【穴性】补肾气，通经络，止痹痛。

【特效作用】闪腰岔气、眉棱骨痛具有特效。

【特效配伍】配火串穴治疗闪腰岔气特效；配中白穴治前额痛；配心门穴治疗尾骶骨痛特效；本穴配火连穴、火菊穴、火散穴治疗眼胀、头胀、头痛。

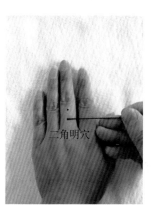

图 1-2-12 二角明穴

【说明】本穴作用较为广泛，尤其治疗闪腰岔气具有特效，因此本穴临床极为常用，为重要穴位，需要全面掌握。

【临床验案】刘某，男，29 岁。患者 2 天前因搬抬重物不慎扭伤腰部，当时不甚严重，经休息后症状加重，曾贴用膏药及服用活血止痛中成药，效果不显而来诊。查体：患者于第 3~4 腰椎正中和两侧压痛，左侧腰部疼痛面积更大，弯腰转侧均感困难。即针刺肺心与火串二穴，针刺动气后疼痛即可缓解，留针 20 分钟，疼痛明显好转，2 次后痊愈。

13. 胆穴

【标准定位】在中指背第 1 节两侧中点各 1 穴，共 2 穴（图 1-2-13）。

【解剖】桡尺神经皮下支，胆神经。

【准确取穴】在手指，于中指背第 1 节正中央两侧分别紧贴着指骨边缘取穴。

【主治】心惊、小儿夜哭。

【操作】用三棱针点刺出血。

【穴性】养心安神，和胃利胆。

【特效作用】治疗小儿夜哭特效（刺血）；治疗膝痛极效。

【特效配伍】胆穴点刺放血，配木枝穴毫针治疗夜哭效佳；胆穴配心膝穴治疗膝痛效佳。

【说明】本穴治疗膝关节疾病和小儿夜哭极效，因此本穴临床较为常用，也是临床重要穴位。

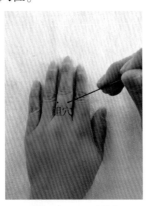
图 1-2-13　胆穴

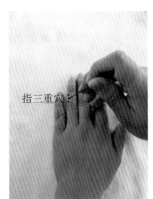
图 1-2-14　指三重穴

14．指三重穴

【标准定位】在无名指指背中节中央线外开（偏向尺侧）2 分中点 1 穴，距上横纹 1/4 处 1 穴，距下横纹 1/4 处 1 穴，共 3 穴（图 1-2-14）。

【解剖】尺神经，肝副神经，肾副神经。

【准确取穴】在手指，首先将无名指背面的第 2 节分成 4 等分，分别紧贴着尺侧的指骨边缘上 1/4 处、下 1/4 处及中央点处取穴。

【主治】祛风，治脸面神经麻痹、乳肿大、肌肉萎缩。

【操作】针深 0.5 分。

【穴性】破血行气，消肿止痛。

【特效作用】治疗乳腺增生及偏头痛极效。

【特效配伍】配人皇穴治疗后头痛、后项痛效佳；配指驷马穴治疗肌肉萎缩或乳腺疾病。

【说明】本穴与足部的足三重穴功效相近，但不如足三重穴功效强大，其穴在手指上，针刺较为敏感，因此临床相对用之较少。

15．指肾穴

【标准定位】在无名指指背第 1 节中央线外开（偏向尺侧）2 分之中点 1 穴，距上横纹 1/4 处 1 穴，距下横纹 1/4 处 1 穴，共 3 穴（图 1-2-15）。

【解剖】尺神经，肝副神经，肾副神经。

【准确取穴】在手指，首先将无名指背面的第 1 节分成 4 等分，分别紧贴着尺侧的指骨边缘上 1/4 处、下 1/4 处及中央点处取穴。

【主治】口干、肾亏、心脏衰弱、背痛。

【操作】针深 0.5 分，治痛宜三针同下。

【穴性】补肾益精，滋阴泻火。

【特效作用】口干效佳；治疗阔背肌处疼痛特效。

【特效配伍】配地宗穴治疗心脏扩大、心包积液效佳；配水通穴、水金穴治疗口干、腰痛。

【说明】本穴与足部的通肾穴功效相近，但其效果不如通肾穴疗效强，本穴在手上，针刺较为敏感，所以临床用之较少。

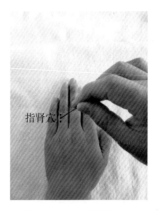

图 1-2-15 指肾穴

16. 火膝穴

【标准定位】在小指甲外侧（即尺侧）角之后 2 分处取穴（图 1-2-16）。

【解剖】尺神经，心脏神经。

【准确取穴】在手指，以小指指甲为标志点，于手小指指甲根角外开 2 分处定穴。

【主治】膝痛、关节炎、风湿心脏病，因生气而痰迷心窍之神经病（即精神病）。

【操作】针深 0.5 分，两边同时用针。

【穴性】疏肝解郁，涌吐痰涎，行气活血。

【特效作用】痰迷心窍而致的精神病特效；变形性膝关节炎效佳；风心病效佳；肩臂不举效佳（手太阳小肠经肩痛）。

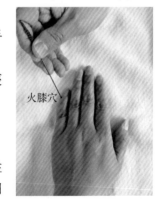

图 1-2-16 火膝穴

【特效配伍】本穴配肩中穴治疗膝盖风湿性关节炎；配门金穴透涌泉治疗眼球胀痛。

【说明】本穴治疗痰迷心窍而致的精神类疾病有着确实的疗效，因此临床常用之，需要掌握。

17. 木穴（又名手感冒穴）

【标准定位】在食指第 1 节掌面内侧（即尺侧），距中央线 2 分之直线上，距上横 1/3 处 1 穴，距下横纹 1/3 处 1 穴，共 2 穴（图 1-2-17）。

【解剖】正中神经，指掌侧固有神经，肝神经，肺肾经。

【准确取穴】在手指，首先将食指掌面第 1 节分成 3 等分，分别紧贴着尺侧的指骨边缘上下 1/3 处取穴。

【主治】肝火旺、脾气燥、感冒及出汗、眼发干、眼流泪、流鼻涕、手皮肤病、手皮发硬（鹅掌风）、角化不全（手掌心脱皮）。

【操作】针深 0.5 分。

【穴性】清泻肝胆，潜阳息风。

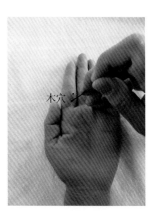

图 1-2-17　木穴

【特效作用】手掌皮肤病（手发干、手出汗、手皮发硬、手裂口）特效；流涕极效；眼发干、眼痒、流泪效佳。

【特效配伍】配制污穴点刺放血，再配指驷马穴治疗手皮肤病；配三叉三穴治疗感冒；配上三黄穴治疗眼疾。配上白穴治疗眼痒；配胆穴治疗更年期综合征。

【说明】本穴作用极为广泛，疗效极为肯定，因此临床极为常用，是临床重要穴位，需要全面掌握。

【临床验案】刘某，女，笔者的学生。因感受风寒后出现感冒症状，尤其以鼻流清涕之著，清涕时不自觉而流下，只好用卫生纸填塞双鼻孔，在临床带教时针刺单侧木穴，针后取出鼻孔中卫生纸，流涕之症状瞬间消失，此学员及其他跟随学员均惊叹其穴之神效。

笔者以本穴治疗多例学员感冒后流涕之症状，均达到立效，使学员们目睹了董氏奇穴的特效性，增强了大家的学习兴趣和动力。

18. 脾肿穴

【标准定位】在掌面中指第 2 节中央线，距上横纹 1/3 处 1 穴，距下横纹 1/3 处 1 穴，共 2 穴（图 1-2-18）。

【解剖】正中神经，脾神经。

【准确取穴】首先将掌面中指的第 2 节分成 3 等分，分别在正中央线上的上下 1/3 处各取一穴即可。

【主治】脾肿大、脾炎、脾硬化。

【操作】针深半分。

【穴性】疏肝健脾，利湿消肿。

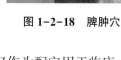

图 1-2-18　脾肿穴

【特效作用】治疗消化不良效佳；治疗呃逆特效；治疗脾肿大。

【特效配伍】配通关穴、通山穴治疗消化不良；配上三黄穴、木斗穴、木留穴治疗脾脏肿大。

【说明】脾肿穴顾名思义，就是治疗脾脏肿大为主，能治疗脾脏相关性疾病，但是临床本穴用之较少，仅作为配穴用于临床。

19．心常穴

【标准定位】在掌面中指第 1 节中央线外开（偏向尺侧）2 分，距上横纹 1/3 处 1 穴，距下横纹 1/3 处 1 穴，共 2 穴（图 1-2-19）。

【解剖】正中神经，心脏神经，指掌侧固有神经。

【准确取穴】在手指，首先将掌面中指的第 1 节分成 3 等分，分别紧贴着尺侧的指骨边缘上下 1/3 处各取一穴。

【主治】心悸、心脏病、心脏之风湿病。

【操作】针深 0.5 分。

【穴性】宁心泻火，祛邪安神。

【特效作用】治疗各种心律失常，尤其快速性心律失常。

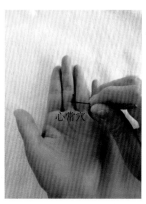

图 1-2-19　心常穴

【特效配伍】配灵骨穴、大白穴治疗肺癌、肺气肿；配小间穴治疗老年人及心脏病患者咳嗽；配背部三金穴点刺放血治疗心脏扩大。

【说明】本穴治疗心脏疾病方面有着确实的作用，尤其治疗心动过速方面比较确实，所以需要掌握。

【临床验案】李某，女，22 岁。于某晚突然出现了心悸不安之症状，立即就近诊于某院，做相关检查，诊断为"心动过速"，服用及注射药物（药名不详）治疗而无效，第 2 日经人介绍来诊。患者仍感心悸不安，乃至昨夜未能入眠，听诊心率 170 次/分。立针刺本穴与内关穴，针刺后即感症状缓解，3 分钟后心率降至 85 次/分，留针 20 分钟后诸症消失。

20．木炎穴

【标准定位】在掌面无名指第 2 节中央线外开（偏向尺侧）2 分，距上横纹 1/3 处 1 穴，距下横纹 1/3 处 1 穴，共 2 穴（图 1-2-20）。

【解剖】正中神经，肝神经，指掌侧固有神经。

【准确取穴】在手指，首先将掌面无名指第 2 节分成 3 等分，分别紧贴着尺侧的指骨边缘上下 1/3 处各取一穴。

【主治】肝炎，肝肿大，肝硬化。

【操作】针深 0.5 分。

【穴性】清肝泻火，疏肝理气。

【特效作用】口苦、易怒、烦躁、失眠、眼干、眼痒。

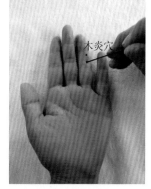

图 1-2-20　木炎穴

【特效配伍】配木穴或上三黄穴治疗上述诸疾效佳。

【说明】本穴犹如传统针灸之行间穴之功效，具有清泻肝胆之火的作用，凡需要清泻肝胆之火的情况皆可以取用本穴，因此临床常用之。

【临床验案】郗某，女，45岁。口苦、口干10余年，纳差，平素性情急躁，舌苔黄厚。曾经中西医药物治疗数次，均未治愈。辨证为肝火犯胃，胆热上溢。治疗取用木穴、木炎穴，左右交替用针，治疗3次后口苦症状基本消失，又巩固治疗3次，共治疗6次，诸症消失，纳食及情绪正常。

21. 三眼穴

【标准定位】在掌面无名指第1节中央线之内开（偏向桡侧）2分，距第2节横纹2分处取穴（图1-2-21）。

【解剖】正中神经，指掌侧固有神经。

【准确取穴】在手指，于掌面无名指第1节的桡侧指骨缘上2分处取穴。

【主治】补针，功效同足三里穴。

【操作】针深0.5分。

【穴性】健脾和胃，调补气血。

【特效作用】调整脾胃、保健强身的作用。

【特效配伍】配四花上穴治疗消化系统疾病；配火腑海穴预防保健。

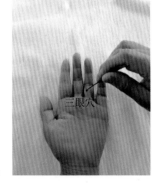

图1-2-21　三眼穴

【说明】本穴的功效与足三里穴相近，但是其效力与足三里穴相差很大，所以在临床用之极少，仅作为了解穴位即可。

22. 复原穴

【标准定位】在掌面无名指第1节之中央线外开（偏向尺侧）2分直线之中央点1穴，距上横纹1/4处1穴，距下横纹1/4处1穴，共3穴（图1-2-22）。

【解剖】尺神经，肝神经，指掌侧固有神经。

【准确取穴】在手指，首先将掌面无名指第1节分成4等分，然后分别紧贴着尺侧的指骨边缘上1/4处、下1/4处及中央点处取穴。

【主治】消骨头胀大。

【操作】针深0.5分。

【穴性】通经活络，消肿止痛。

【特效作用】治疗关节肿胀疼痛极效。

【特效配伍】配五虎穴治疗类风湿性关节炎变形；配上三黄穴、土水穴、五虎穴治疗全身骨肿；配腕顺穴

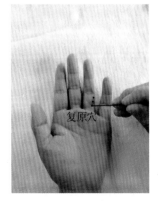

图1-2-22　复原穴

治疗腰痛。

【说明】本穴虽说消骨头之胀大，但其功效并不明显，因此临床用之较少，仅作为了解穴位即可。

23. 眼黄穴

【标准定位】在掌面小指第2节之中央点处取穴（图1-2-23）。

【解剖】尺神经，胆神经。

【准确取穴】在手指，于掌面小指第2节之正中央处取穴即可。

【主治】眼发黄。

【操作】针深0.5分。

【穴性】利湿退黄。

【特效作用】治疗黄疸病效佳。

【特效配伍】配肝门穴治疗急性黄疸效佳；配三黄穴治疗慢性黄疸。

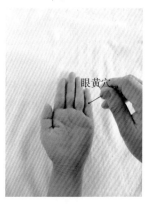

图1-2-23　眼黄穴

【说明】本穴主要是利湿退黄的作用，主要用于急慢性黄疸的治疗，一般仅作为配穴用于临床。

24. 妇科穴

【标准定位】在大指背第1节之中央线外开（偏向尺侧）3分，距上横纹1/3处1穴，距下横纹1/3处1穴，共2穴（图1-2-24）。

【解剖】桡神经，正中神经，子宫神经。

【准确取穴】在手指，首先将手大指背面第1节分成3等分，然后于手拇指尺侧紧贴着骨缘上下1/3处取穴即可。

【主治】子宫炎、子宫痛（急、慢性均可）、子宫肌瘤、小腹胀、妇人久年不孕、月经不调、经痛、月经过多或过少。

【操作】5分针，针深2分，一用两针。

【穴性】调理冲任，宣通下焦，温通下元。

【特效作用】妇科诸疾，尤其不孕症极具特效（有送子观音穴之称）。

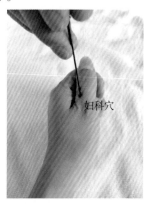

图1-2-24　妇科穴

【特效配伍】配门金穴治疗痛经极效；配还巢穴治疗妇科诸疾，尤其不孕症特效；配子宫穴、阳池穴治疗子宫不正。

【说明】本穴是妇科病的特效穴，具有作用广、疗效高的特点，因此本穴在临床非常广用，是临床重要穴位，需要全面掌握。

【临床验案】齐某，女，19岁。痛经3年，月经量少，色淡，来潮时即腹痛绵绵，以少腹部疼痛较剧，喜按，面色不华，心悸，疲倦，纳呆，脉细弱。取用妇科穴、还巢穴，左右交替用针，双侧人皇穴，每于月经前5天施治，至月经来潮，每日1次，共治疗2个月经周期。随访半年未再出现疼痛。

25. 止涎穴

【标准定位】在大指背第1节之中央线内开（偏向桡侧）2分，距上横纹1/3处1穴，距下横纹1/3处1穴，共2穴（图1-2-25）。

【解剖】桡神经，指掌侧固有神经。

【准确取穴】在手指，首先将手拇指背面第1节分成3等分，然后于手拇指桡侧紧贴着骨缘上、下1/3处取穴即可。

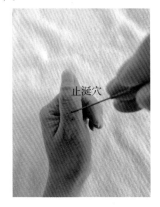

【主治】小儿流口水。

【操作】针深2分。

【穴性】补气收摄，固摄津液。

【特效作用】小儿流口水特效。

【特效配伍】配灵骨穴治疗流涎；配制污穴治疗伤口不愈合。

图1-2-25 止涎穴

【说明】本穴属于专病特效穴位，主要用于流涎的治疗，所以作为特效穴位来记忆。

26. 制污穴

【标准定位】在大指背第1节中央线上（图1-2-26）。

【解剖】桡神经浅支。

【准确取穴】在手指，其穴位在手拇指背面正中央之直线上。也可以将大指背第1节分成4等分，分别在正中央线上、下1/4及中点处取穴。

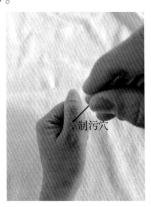

【主治】久年恶疮，恶瘤开刀后刀口流水不止、不结口。

【操作】以三棱针扎出黑血。

【穴性】消肿止痛，收敛生肌。

【特效作用】治疗各种伤口久不愈合特效；治疗化脓性中耳炎；治疗红肿青春痘；治疗带状疱疹；治疗闭经、崩漏效佳。

图1-2-26 制污穴

【特效配伍】配外三关穴治疗伤口不愈合及红肿的青春痘具有特效；本穴配上唇、下唇穴治疗口腔溃疡特效；配妇科穴、还巢穴治疗闭经、崩漏。

【说明】本穴治疗伤口不愈合有着极为确实的作用，属于专病专穴，所以在临床中用之较多，成为临床重要穴位，需要全面掌握。

【临床验案】李某，男性，58岁。曾因中风后遗症在某院针灸治疗，患侧下肢小腿部因烤电时导致烤伤，起初仅有黄豆粒大小伤处，逐渐发展，曾经使用外科换药处理法，其伤口不但不缓解，而且面积逐渐加大，伤处深层发展，来诊时其处已有一元钱硬币大小。就诊后就于患侧的制污穴点刺放血，经一次治疗后，渗出明显减少，开始干燥，每周2次，经治疗3次后伤口基本愈合。

27. 五虎穴

【标准定位】在拇指掌面第1节外侧（即桡侧），每2分1穴，共5穴（图1-2-27）。

【解剖】桡神经浅支，正中神经，指掌侧固有神经，脾神经。

【准确取穴】在手指，首先将手拇指掌面第1节分成6等分，然后紧贴桡侧指骨5等分点上分别取穴即可。

【主治】治全身骨肿。治脚跟痛、脚痛、手痛、头顶痛。

【操作】针深2分。

【穴性】通经活络，消肿止痛。

【特效作用】手指痛、手腕痛、足趾痛、足背痛、足跟痛及全身骨节痛。

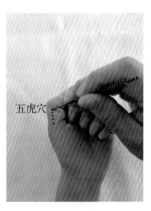

图 1-2-27　五虎穴

【特效配伍】五虎一穴配五虎二穴治疗手指痛、手腕痛；五虎三穴配五虎二穴治疗足趾痛；五虎三穴与五虎四穴治疗足背痛、足踝痛、足跟痛；五虎三穴、五虎四穴配中白穴、下白穴治疗内踝痛；五虎三穴、五虎四穴配上白穴治疗外踝痛；五虎四穴配肩中穴治疗膝痛；五虎穴配通关穴、通山穴、通天穴、肾关穴治疗类风湿关节炎及全身骨节疼痛。

【说明】本穴临床作用广泛，主要用于全身关节疾病的治疗，对四肢关节疾病有特殊治疗作用，因此本穴组成为临床极为重要的穴位，需要全面掌握。

【临床验案】沈某，男，49岁。右手拇指疼痛5个月余，活动受限，弯曲后难以抬起，曾口服药物及封闭治疗，症状仍未缓解，故来就诊。先于患侧的曲陵穴及患指井穴点刺放血，后针刺健侧五虎一穴、五虎二穴、侧三里穴及侧下三里穴，隔日1次，共治疗8次症状基本消失。

三、一一部位小结

一一部位为手指部位，本部分总计 27 个穴名，104 个穴位。

本部分重要穴位

妇科穴，还巢穴，制污穴，心膝穴，木火穴，肺心穴，二角明穴，胆穴，指三重穴，指肾穴，木穴，心常穴，五虎穴，指驷马穴，木炎穴，五间穴（大间、小间、中间、浮间、外间），火膝穴。

妇科穴与还巢穴常相互配用治疗妇科诸疾，妇科穴由两个穴点组成，针刺时紧贴骨进针；制污穴临床以瘀络点刺放血为主治疗伤口久不愈合；心膝穴由两个穴点组成，同时运用，贴骨进针；木火穴为一个穴点，皮下横刺；肺心穴由两个穴点组成，同时运用，皮下针横刺；二角明穴由两个穴点组成，同时运用，皮下针横刺；胆穴由两个穴点组成，可以刺血，毫针贴骨进针；指三重穴由三个穴点组成，同时运用，贴骨进针；指肾穴由三个穴点组成，同时运用，贴骨进针；木穴由两个穴点组成，同时运用，或独用下穴点，贴骨进针；心常穴由两个穴点组成，同时运用，贴骨进针；五虎穴由五个穴点组成，根据病情需求选择穴位，五虎一穴治疗手指痛，五虎二穴分别加强五虎一穴与五虎三穴的作用，五虎三穴治疗足趾痛，五虎四穴治疗足背痛，五虎五穴治疗足跟痛，分别贴骨进针；指驷马穴由三个穴点组成，同时运用，贴骨进针；木炎穴由两个穴点组成，同时运用，贴骨进针；五间穴是由五个穴点组成，各间穴功用相似，但同中有异，根据不同的功用可以分别运用或之间相互配用；火膝穴为一个穴点，针向下方斜刺。

其次穴位

止涎穴，脾肿穴，眼黄穴，指五金穴，指千金穴，三眼穴，复原穴。

取穴要领

（1）手指部宽度的定穴原则

当在手指背及手指掌面的左右（手指宽度）取穴时，不论在中线外开还是内开多少，所有穴位取穴时紧贴着指骨边缘取穴即可。这是既简单又可靠的实用方法，这也是董氏奇穴取穴的一大基本特点，即贴骨进针法。

（2）手指部上下长度的定穴

①如当有 1 个穴点时，也就是在两指纹间仅有一穴者，采用 2 分点法，均在两指纹间中点处取穴。如眼黄穴、中间穴、还巢穴等。

②如当有 2 个穴点时，也就是在两指纹间若有 2 个穴点，就采用二穴三分点法，就是将这一部位平均分为 3 等分，就在其上、下 1/3 处各取一穴即可。如木穴、木炎穴、妇科穴等。

③如当有 3 个穴点时，也就是两指纹间有 3 个穴点时，采用四分点法，就是

将两指纹间分成了 4 等分，在中点及上、下 1/4 处各取一穴，在临床实际操作时，先在两指纹之中点取一穴，然后再以此中点距两边之中点各取一穴即可。如指驷马穴、指三重穴、指肾穴等。

④如当有 5 个穴点时，也就是两指节间若有 5 个穴点时，采用六分点法，就是将两指纹间分成 6 等分，在 1/6 处各取一穴。临床中仅有五虎穴有 5 个穴点，取穴时先取五虎三穴，再分别取五虎一穴、五虎二穴、五虎四穴、五虎五穴。

第二章　二二部位（手掌部位）

一、二二部位总图（图2-1-1、图2-1-2）

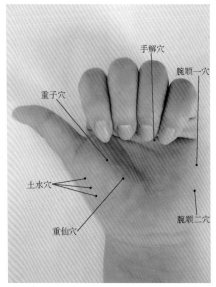

图 2-1-1

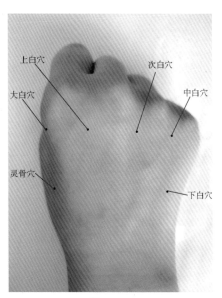

图 2-1-2

二、二二部位穴位

1. 重子穴

【标准定位】在虎口下1寸处取穴，即拇指掌骨与食指掌骨之间（图2-2-1）。

【解剖】有桡骨神经之分布与桡骨动脉，肺分支神经。

【准确取穴】在掌区，首先于掌面虎口处画一条与第1掌骨相平行的直线，再于直线上虎口下1寸处取穴即可。

【主治】背痛、肺炎（有特效）、感冒、咳嗽、气喘（小儿最有效）。

【操作】手心向上，1寸针，针深3~5分。

【穴性】宣肺解表，理筋止痛。

【特效作用】痰黏稠不易咳出、咳嗽、哮喘效佳；肩背痛、落枕、颈椎病及膏肓部位疼痛特效。

【特效配伍】重子穴配重仙穴治疗痰黏稠难以咳出、肺炎，治疗落枕、颈椎病、膏肓部位疼痛，也用于手指拘挛不伸。

【说明】本穴临床作用广泛，疗效肯定，尤其与重仙穴倒马针运用其效更强，故是临床极为重要的穴位，需要全面掌握。

【临床验案】杜某，男，34岁。患者后项牵及左侧肩部疼痛2天，患者于2天前睡觉时姿势不当，晨起后即感后项部疼痛，感左侧肩部也不适，逐渐加重，活动受限，经贴膏药及推拿治疗，未见好转，故来诊。诊断为落枕。即取右侧的重子穴、重仙穴，针刺后嘱患者逐渐活动患侧颈肩部，症状即可改善，留针20分钟，疼痛即止，颈肩部活动如常。

2. 重仙穴

【标准定位】在拇指骨与食指骨夹缝间，离虎口2寸，与手背灵骨穴正对相通（图2-2-1）。

【解剖】有桡骨神经之分布及桡骨动脉，肺分支神经，心细分支神经。

【准确取穴】在掌区，首先于掌面虎口画一条与第1掌骨相平行的直线，于直线上虎口下2寸处取穴（或确定好了重子穴，自重子穴直下1寸取穴即可）。

【主治】背痛、肺炎、高烧、心悸、膝痛。

【操作】1寸针，针深3~5分。

【穴性】宣肺解表，理筋止痛。

【特效作用】高热及重子穴之功效。

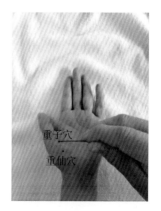

重子穴

重仙穴

图2-2-1　重子穴、重仙穴

【特效配伍】配大白穴刺血治疗高热；余同重子穴。

【说明】本穴临床作用广泛，疗效肯定，尤其与重子穴倒马针运用，其效更强，故是临床极为重要的穴位，需要全面掌握。

3. 灵骨穴

【标准定位】在手背面的食指与拇指叉骨间，第1掌骨与第2掌骨接合处取穴（图2-2-2）。

【解剖】第1手背侧骨间筋，有桡骨动脉，桡骨神经，肺支神经。

【准确取穴】在手背，首先找到第1掌骨与第2掌骨之间叉骨缝处，再偏于第2掌骨缘处取穴即可。

【主治】肺功能不足之坐骨神经痛、腰痛、脚痛、半面神经麻痹、半身不遂、骨骼胀大病、妇女经脉不调、难产、经闭、背痛、耳鸣、耳聋、偏头痛、经痛、肠痛、头昏脑涨。

【操作】拳手取穴（拇指弯曲，抵食指第1节握拳），用1.5~2寸毫针，针深通透重仙穴（过量针）。

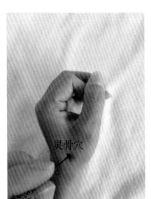

图2-2-2　灵骨穴

【穴性】温阳补气，益气固脱，肃肺平喘，通经活血。

【特效作用】偷针眼特效；肺气不足坐骨神经痛极效；中风偏瘫后遗症效佳；头晕甚效；足跟疼痛、肘痛、背痛、腰痛均极效。

【特效配伍】配门金穴治疗痛经；患侧灵骨穴配健侧曲池治疗肘痛；灵骨穴配大白穴治疗一切气虚之证极效，如肺气不足坐骨神经痛、头晕、腰痛、胸闷、咳喘、脱肛等肺气不足诸症；灵骨穴配大白穴、木火穴、足三重穴、肾关穴治疗中风后遗症特效。

【注意】孕妇禁针。

【说明】本穴可谓是临床之常用穴、大穴、要穴，作用极为广泛，可影响全身多疾病的治疗，因此本穴被称为"董氏针灸第一穴"。尤其与大白穴的倒马针合用，作用更广，疗效更强，因此本穴是特别重要的穴位，需要全面掌握，深入理解。

【临床验案】田某，男，9岁。左侧上下眼睑麦粒肿近1个月，曾经多种方法治疗而未愈。患儿两眼上下眼睑经常反复出现麦粒肿，使得父母对此十分苦恼，本次经熟人介绍来诊。检查见左侧上眼睑内侧和下眼睑外侧各有一个较大的麦粒肿。先于患儿患侧肩背部找到反应点挑刺，并在足中趾趾腹点刺放血，每周2次，双侧灵骨穴针刺，隔日1次，每次20分钟，共治疗9次，症状消失，随访

1 年未见复发。

4. 大白穴

【标准定位】在手背面，食指与拇指叉骨间陷中，即第 1 掌骨与第 2 掌骨中间之凹处（图 2-2-3）。

【解剖】此处为第 1 手背侧骨间筋，有桡骨动脉，桡骨神经，肺支神经。

【准确取穴】在手背，于第 2 掌骨虎口底外开 5 分处取穴。

【主治】小儿气喘、发高烧（特效），肺功能不足之坐骨神经痛。

【操作】拳手取穴（拇指弯曲，抵食指第 1 节握拳），用 1 寸毫针，针深 4~6 分治坐骨神经痛，用三棱针刺血治疗小儿气喘、发高烧及急性肺炎（特效）。

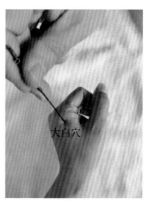

图 2-2-3 大白穴

【穴性】宣通上焦，发汗解表，补益肺气。

【特效作用】小儿气喘、高热；三叉神经痛；头痛；牙痛；肩痛。

【特效配伍】配三叉三穴治疗头痛（前头痛、偏正头痛）特效；配后溪穴治疗三叉神经痛极效；大白穴点刺放血配重仙穴针刺治疗高热；与灵骨穴配用可治疗多种疾病（见灵骨穴）。

【注意】孕妇禁针。

【说明】本穴与灵骨穴倒马针配用具有广泛高效的特点，可谓波及全身疾病的治疗，因此本穴是一个重要穴位，需要全面掌握。

5. 上白穴

【标准定位】在手的背面，食指与中指叉骨之间，距指骨与掌骨接合处下 5 分处取穴（图 2-2-4）。

【解剖】肺与心分支神经，肝细分支交错神经。

【准确取穴】在手背，先确定出食指与中指背面掌指关节结合处，然后再向下 5 分处取穴即可。

【主治】眼角发红，坐骨神经痛，胸下（心侧）痛。

【操作】手背向上，针深 3~5 分。

【穴性】疏风泻火，滋阴明目。

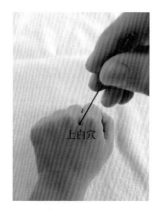

图 2-2-4 上白穴

【特效作用】腰连背痛甚效；治疗眼痒、眼发红效佳；落枕及颈椎病极效。

【特效配伍】配五虎三穴、五虎四穴治疗外踝疼痛；配木穴治疗眼睛发痒；配耳背刺血治疗眼角发红；配三叉三穴治疗眼酸胀、易疲劳；配上光明穴、上三黄穴治疗多种眼疾。

【说明】本穴在治疗眼疾方面有着较好的疗效，对腰背腿痛也有较好的作用，所以需要掌握。

6. 中白穴（又名鬼门穴）

【标准定位】在手背，当小指掌骨与无名指掌骨之间，距指骨与掌骨结合处下5分取穴（图2-2-5）。

【解剖】肾分支神经。

【准确取穴】在手背，先确定出小指与无名指背面掌指关节结合处，然后再于下5分处取穴即可。

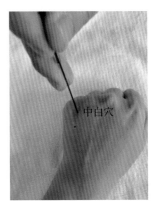

图2-2-5　中白穴

【主治】肾脏病之腰痛、腰酸、背痛、头晕、眼散光、疲劳及坐骨神经痛、足外踝痛、四肢水肿、脊椎痛、腿骨骨骼胀大。

【操作】拳手取穴，针深3~5分。

【穴性】功专补肾，补中益气。

【特效作用】急性腰扭伤及慢性腰痛极效；耳鸣及突发性耳聋甚效；治疗四肢水肿效佳。

【特效配伍】配心门穴治疗腰痛特效；配中九里穴、足临泣穴治疗耳鸣、耳聋效佳；配下白穴治疗少阳经坐骨神经痛、闪腰岔气及肾气亏虚诸症；中白穴、下白穴与灵骨穴、大白穴合用（两手交叉用穴）可治一切下肢疼痛。

【说明】本穴作用较为广泛，常作为主穴用于多种疾病的治疗，尤其与下白穴倒马针合用其效更广、作用更强，因此本穴是临床重要穴位，需要全面掌握。

【临床验案】刘某，男，42岁。患者慢性反复性腰痛2年余，时轻时重，每当劳累、剧烈活动后加重，在2日前不慎扭伤腰部，而就近诊于某医疗机构检查并治疗，检查结果显示：腰椎生理曲度消失，椎间隙变窄、左右不对称。椎间隙狭窄。经治疗未见好转而来诊。检查见：腰骶部无红肿，左侧腰3旁压痛，腰胯部刺痛，据按，舌色暗，有瘀斑，苔薄黄，脉弦涩。诊断为腰痛（瘀血型）。治疗：取用中白穴、心门穴左右交替用针，腕顺一穴、腕顺二穴（交替用针），经治疗2次仅有腰骶部疼痛，共治疗5次诸症消失。

7. 下白穴

【标准定位】在手背，小指掌骨与无名指掌骨之间，距指骨与掌骨接合处下1.5寸处取穴（距中白穴1寸）（图2-2-6）。

【解剖】肾肝分支交错神经，心脾肾分支神经。

【准确取穴】在手背，先确定出小指与无名指背面掌指关节结合处，再于下 1.5 寸处取穴即可（也可先确定出上白穴，再于其处下 1 寸处取穴即可）。

【主治】牙齿酸、肝微痛、近视、腰腿痛，以及中白穴主治各症。

【操作】针深 3~5 分。

【穴性】功专补肾，补中益气。

【特效作用】急性腰扭伤及慢性腰痛极效；耳鸣及突发性耳聋甚效；治疗四肢水肿效佳。

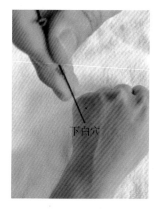

图 2-2-6　下白穴

【特效配伍】下白穴与马金水穴治疗肾结石特效；与中白穴配用治疗多种疾病；与木枝穴配用治疗胆结石特效。

【说明】本穴作用较为广泛，尤其与上白穴倒马针合用作用更强，是临床重要穴位，因此需要全面掌握和深入理解。

8. 腕顺一穴

【标准定位】在小指掌骨外侧，距手横纹 2.5 寸处取穴（图 2-2-7）。

【解剖】此处为小指外转筋，有腕骨背侧动脉与支脉、尺骨神经、肾分支神经。

【准确取穴】在手掌的尺侧缘，以手腕横纹为标志点，确定好手腕横纹后再于手腕横纹直下 2.5 寸处取穴即可。

【主治】肾亏之头痛、眼花、坐骨神经痛、疲劳，及肾脏炎、四肢骨肿（女人用之功效更大，两手不宜同时用），近视眼。

【操作】针深 0.5~1.5 寸。

【穴性】补益肾气，强筋壮骨，通络止痛。

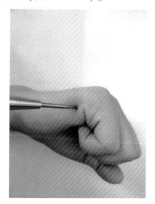

图 2-2-7　腕顺一穴

【特效作用】治疗腰痛、足太阳经之坐骨神经痛及腿弯紧痛；肾气亏虚诸症（如肾虚牙痛、肾虚眼疼、肾虚耳鸣、肾虚腰痛等）的治疗及肾气亏虚诊断。

【特效配伍】腕顺一穴、腕顺二穴配伍治疗上述诸证特效。

【说明】本穴近于传统针灸之后溪穴，后溪穴就是传统针灸临床重要穴位之一，腕顺一穴作用也广泛，有诸多的功用，治疗功效强大，因此在临床极为常用，尤其与腕顺二穴倒马针配用其效更佳，因此需要全面掌握。

【临床验案】王某，男，43 岁。腰部酸胀、疼痛，牵及右侧下肢后侧疼痛半个月余，痛如刀割或针刺样，活动受限，劳累及受寒刺激后疼痛加重，曾就诊于多家医疗机构，行多种方法治疗无效。检查：腰部屈、伸、侧弯、旋转均受限，第 3、4、5 腰椎旁有明显压痛，右侧下肢沿着足太阳经分布区明显疼痛。诊断为腰腿痛（足太阳经型）。治疗：取用左侧的腕顺一穴、腕顺二穴，患侧的束骨，经一次治疗后患者即有所好转，共治疗 10 次，症状消失。

9. 腕顺二穴

【标准定位】小指掌骨外侧，距手腕横纹 1.5 寸处，即腕顺一穴下 1 寸（图 2-2-8）。

【解剖】此处为小指外转筋，有腕骨背侧动脉与支脉、尺骨神经、肾分支神经。

【准确取穴】在手掌的尺侧缘，以手腕横纹为标志点，首先确定出手腕横纹，再于手腕横纹直下 1.5 寸处取穴即可（也可以先定出腕顺一穴，再于腕顺一穴下量 1 寸处取穴即可）。

【主治】鼻出血及腕顺一穴主治各症。

【操作】针深 2~4 分。

【穴性】补益肾气，强筋壮骨，通络止痛。

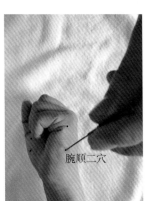

图 2-2-8　腕顺二穴

【特效作用】治疗腰痛、足太阳经之坐骨神经痛及腿弯紧痛；肾气亏虚诸症（如肾虚牙痛、肾虚眼疼、肾虚耳鸣、肾虚腰痛等）的治疗及肾气亏虚诊断。

【特效配伍】腕顺一穴、腕顺二穴配伍治疗上述诸症特效。

【说明】本穴作用广泛，有诸多的功用，治疗功效强大，因此在临床极为常用，尤其与腕顺一穴配用其效更佳，因此需要全面掌握。

10. 手解穴

【标准定位】在小指掌骨与无名指掌骨之间，即屈小指，使其指尖触及手掌处取穴（图 2-2-9）。

【解剖】肾脏敏感神经。

【准确取穴】在手掌，先将手掌自然屈曲握拳，于小指尖到达处取穴即可。

【主治】主解晕针与下针后而引起的一切麻木以及气血错乱之刺痛。

【操作】手心向上，针深 3~5 分，用三棱针刺血立解；用毫针刺 10~20 分钟全解。

【穴性】调和气血，镇静镇痛。

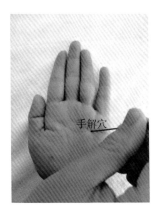

图 2-2-9　手解穴

【特效作用】针刺后一切不良现象特效；剧烈瘙痒及各种剧痛极效。

【特效配伍】配指驷马穴、制污穴（点刺放血）治疗疱疹特效。

【说明】本穴对治疗某些疾病有着特效作用，尤其在治疗针刺所带来的相关问题具有特效作用，因此本穴是临床重要穴位，需要全面掌握。

【临床验案】患者为笔者的一名学生，学员中在相互练针时造成了足部的损伤，出现麻木胀痛的感觉 3 日余，即丁健侧于解穴针刺，针刺后嘱患者频繁活动患处，留针 10 分钟，症状消失。

11. 土水穴

【标准定位】在拇指第 1 掌骨之内侧，距该掌骨小头 1 寸处一穴，后 5 分处一穴，再后 5 分处一穴，共 3 穴（图 2-2-10）。

【解剖】拇指对掌肌，桡神经，脾分支神经，肾分支神经。

【准确取穴】在手的外侧，于拇指第 1 掌骨内侧之中央点紧贴骨缘为中点，然后在中央点之上、下 5 分各一点，紧贴骨缘取穴即可。

【主治】胃炎，久年胃病，手指、手掌痛及手骨痛（对治）。土水穴放黑血，7 日 1 次，治鼻蓄脓。

【操作】针深 3 分。

【穴性】理中焦、宣肺气。

【特效作用】久年胃病特效；哮喘、咳嗽及咽喉疼痛均效佳。

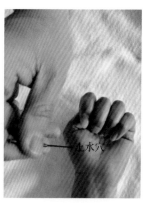

图 2-2-10 土水穴

【特效配伍】本穴配灵骨穴、大白穴治疗腹胀特效；土水中穴配三叉三穴治疗咽痛、喉痒极效；土水中穴配水通穴治疗哮喘特效；土水中穴配曲陵穴治疗咳嗽甚效。

【说明】本穴在呼吸系统及消化系统疾病方面均具有确实的作用，所以在临床广用，成为临床重要穴位，需要全面掌握和深入理解。

三、二二部位小结

二二部位为手掌部，本部分总计 11 穴名，26 个穴位点。

本部分穴位

灵骨穴，大白穴，重子穴，重仙穴，腕顺一穴，腕顺二穴，上白穴，中白穴，下白穴，手解穴，土水穴。

本部分 11 个穴位均为临床常用穴位，临床用之较广。

灵骨穴为董氏奇穴之要穴，具有广泛的作用，尤其配合大白穴倒马针能作用于全身，为整体调整之要穴，具有温阳补气的作用。针刺时要深刺方能发挥出疗效；大白穴与三间穴相近，故有止痛之效，临床更多的是与灵骨穴的配合运用；重子穴与重仙穴也是董氏针灸重要穴位，临床二穴常倒马针运用，是治疗落枕、肩背痛之特效针，也是治疗咳喘要穴；腕顺一穴、腕顺二穴处在董氏奇穴之肾区，具有补肾之效，也是董氏奇穴重要穴位组，在补肾方面调理常是二穴倒马针配用；上白穴主要用于眼疾的治疗，临床根据不同的眼疾配用相关穴位；中白穴与下白穴也是董氏奇穴补肾的重要穴位，二穴也常倒马针同用，能治疗多种疾病，尤其肾气亏虚诸疾；手解穴与传统针灸之少府穴相符合，但董氏针灸主要用于针刺后的一切不良现象，并对剧痛、剧痒特效；土水穴在肺经上，由三个点组成，董氏奇穴发挥用于顽固胃病的治疗，临床尤其以土水穴最为常用，主要用于咳喘及咽喉疾病的治疗。

第三章 三三部位（小臂部位）

一、三三部位总图（图3-1-1、图3-1-2）

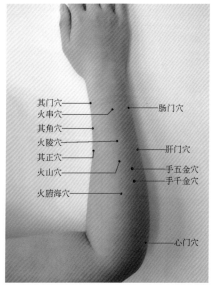

图 3-1-1

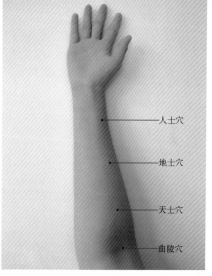

图 3-1-2

二、三三部位穴位

1. 其门穴

【标准定位】 在桡骨外侧,手腕横纹上2寸处取穴(图3-2-1)。

【解剖】 此处为拇短伸筋,头静脉,桡骨动脉支,后下膊皮下神经,桡骨神经,肺支神经。

【准确取穴】 在前臂,首先将前臂侧放,在桡骨外侧(在手阳明大肠经脉上),以手腕横纹为标志点,定准手腕横纹,自手腕横纹上量2寸处取穴,皮下针。一般在治疗妇科病时针向三焦经方向斜刺,治疗肠道疾病时沿着手阳明大肠经脉而刺。

【主治】 妇科经脉不调、赤白带下、大便脱肛、痔疮痛。

【操作】 臂侧放针斜刺与皮下平行,针深2~5分。

【穴性】 理下焦、清热利肠、通腑安脏。

【特效作用】 顽固性便秘及痔疮特效;妇科炎性病症效佳;小腹气胀极效;女性性冷淡特效。

【特效配伍】 三其穴同用治疗上述各证特效;三其穴配手解穴治疗阴痒、带下效佳。

【说明】 本穴不单独用针,而与其角穴、其正穴倒马针合用,可治疗妇科、便秘肠道等疾病,均具有确实的作用,所以临床较为广用,是临床重要穴位,需要全面掌握和深入理解。

【临床验案】 张某,女,45岁。大便艰难已有5年余。患者无明显诱因出现便秘,大便艰涩难排,3~5日1次,已有3年左右,起初服用果导片,严重时外用开塞露,但近2年来每7~8日才能排便1次,继续服用中西药物治疗,仍不通畅,伴腹胀纳差。舌淡,苔薄白,脉微弦缓。诊断为便秘(证属气秘)。治疗取用三其穴、火串穴,经治疗2日后排便1次,共治疗10次,每日排便1次。

2. 其角穴

【标准定位】 在桡骨外侧,手腕横纹上4寸处取穴(距其门穴2寸)(图3-2-2)。

【解剖】 此处为拇短伸筋,头静脉,桡骨动脉支,后下膊皮下神经,桡骨神经,肺支神经。

【准确取穴】 在前臂,首先将前臂侧放,在桡骨外侧(在手阳明大肠经脉上),以手腕横纹为标志点,定准手腕横纹,自手腕横纹上量4寸(其门穴上2寸)处取穴,皮下针。一般治疗妇科病时针向三焦经方向斜刺,治疗肠道疾病时沿着手阳明大肠经脉而刺。

【主治】妇科经脉不调、赤白带下、大便脱肛、痔疮痛。

【操作】臂侧放针斜刺与皮下平行，针深2~5分。

【穴性】理下焦、清热利肠、通腑安脏。

【特效作用】顽固性便秘及痔疮特效；妇科炎性病症效佳；小腹气胀极效；女性性冷淡特效。

【特效配伍】三其穴同用治疗上述各证特效；三其穴配手解穴治疗阴痒、带下效佳。

【说明】本穴不单独用针，而与其门穴、其正穴倒马针合用，可治疗妇科、便秘肠道等疾病，具有确实的作用，所以临床较为广用，是临床重要穴位，需要全面掌握和深入理解。

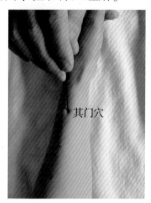 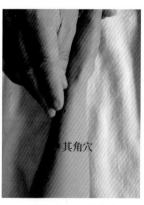 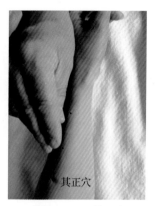

图3-2-1　其门穴　　　　图3-2-2　其角穴　　　　图3-2-3　其正穴

3. 其正穴

【标准定位】前臂桡骨外侧，手腕横纹上6寸处取穴（距其角穴2寸）（图3-2-3）。

【解剖】此处为拇短伸筋，头静脉，桡骨动脉支，后下膊皮下神经，桡骨神经，肺支神经。

【准确取穴】在前臂，首先将前臂侧放，在桡骨外侧（在手阳明大肠经脉上），以手腕横纹为标志点，定准手腕横纹，自手腕横纹上量6寸处取穴（即其角穴上2寸处取穴），皮下针。一般治疗妇科病时针向三焦经方向斜刺，治疗肠道疾病时沿着手阳明大肠经脉而刺。

【主治】妇科经脉不调、赤白带下、大便脱肛、痔疮痛。

【操作】臂侧放针斜刺与皮下平行，针深2~5分。

【穴性】理下焦、清热利肠、通腑安脏。

【特效作用】顽固性便秘及痔疮特效；妇科炎性病症效佳；小腹气胀极效；女性性冷淡特效。

【特效配伍】三其穴同用治疗上述各证特效；三其穴配手解穴治疗阴痒、带下效佳。

【注意】其门、其角、其正三穴同用（即一用三针）。

【说明】本穴不单独用针，而与其角穴、其门穴倒马针合用，可治疗妇科、便秘肠道等疾病，具有确实的作用，所以临床较为广用，是临床重要穴位，需要全面掌握和深入理解。

4. 火串穴

【标准定位】在手背腕横纹后 3 寸，两筋骨间陷中取穴（图 3-2-4）。

【解剖】有总指神筋，骨间动脉，后下膊皮下神经，桡骨神经，肺分支神经，心之副神经。

【准确取穴】在前臂后区，首先将前臂平伸，手掌向下，在前臂的外侧正中央之两筋之间，以手背横纹为标志点，定准手背横纹，自腕背横纹上量 3 寸处取穴。

【主治】便秘、心悸、手下臂痛。

【操作】手平伸，掌向下，针深 3~5 分。左手下臂痛针右手穴，右手下臂痛针左手穴。

【穴性】调气机、通经络。

【特效作用】便秘特效；前臂痛效佳；少阳经坐骨神经痛；胸胁痛。

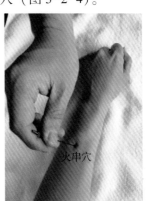

图 3-2-4 火串穴

【特效配伍】配二角明穴治疗闪腰岔气特效；火串穴、火陵穴、火山穴用于手足发凉、背部发冷、坐骨神经痛、胸痛胸闷、发胀均效佳。

【说明】本穴与传统针灸之支沟穴相符，支沟穴就是临床重要穴位，因此本穴也是重要穴位之一，需要掌握。

5. 火陵穴

【标准定位】距火串穴 2 寸（距腕横纹 5 寸）处取穴（图 3-2-5）。

【解剖】有骨间动脉，桡骨神经之后支，心之副神经。

【准确取穴】在前臂后区，首先将手抚胸，在前臂的外侧正中央之两筋之间，以腕背横纹为标志点，定准手背横纹，自腕背横纹上量 5 寸处（即火串穴直上 2 寸）取穴。

【主治】胸痛及发闷、发胀，手抽筋，坐骨神经痛。

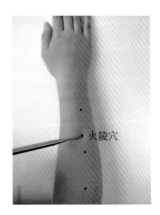

图 3-2-5 火陵穴

【操作】手抚胸取穴，针深 0.5～1 寸。

【穴性】通络止痛。

【特效作用】胸痛及发闷、发胀效佳；少阳经循行坐骨神经痛。

【特效配伍】火陵穴配火山穴治疗上述诸症极效；配二角明穴治疗闪腰岔气特效；火串穴、火陵穴、火山穴用于手足发凉、背部发冷、坐骨神经痛、胸痛胸闷、发胀均效佳。

【说明】本穴较少单独用穴，多与火山穴倒马针运用上述诸症，具有较好的疗效，因此需要掌握。

6. 火山穴

【标准定位】距火陵穴 1.5 寸处（距手腕横纹 6.5 寸）取穴（图 3-2-6）。

【解剖】有骨间动脉，桡骨神经之后支，心之副神经。

【准确取穴】在前臂后区，首先将手抚胸，在前臂的外侧正中央之两筋之间，以手背横纹为标志点，定准手背横纹，自腕背横纹上量 6.5 寸处（即火陵穴上 1.5 寸）取穴。

【主治】胸痛及发闷、发胀，手抽筋。

【操作】左手抽筋取右手穴，右手抽筋取左手穴。胸部发闷、发胀及痛则火陵、火山两穴同时用针，但只可单手取穴，即用右手穴则不用左手穴，用左手穴则不用右手穴。

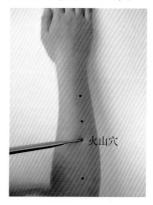

图 3-2-6　火山穴

【穴性】通络止痛。

【特效作用】胸痛及发闷、发胀效佳；少阳经循行坐骨神经痛。

【特效配伍】火山穴配火陵穴治疗上述诸症极效；配二角明穴治疗闪腰岔气特效；火串穴、火陵穴、火山穴用于手足发凉、背部发冷、坐骨神经痛、胸痛胸闷、发胀均效佳。

【说明】本穴功效与火陵穴相近，因此多与火陵穴倒马针运用，治疗上述诸症具有确实的作用，因此需要掌握。

7. 火腑海穴

【标准定位】在火山穴上 2 寸，按之肉起，锐肉之端（图 3-2-7）。

【解剖】有拇长屈筋，桡骨动脉，中头静脉，外膊皮下神经，桡骨神经，肺分支神经，心之副神经。

【准确取穴】在前臂，首先将手抚胸，以火山穴为标志点，首先确定出火山穴，然后于火山穴上 2 寸处取穴即可。

【主治】咳嗽、气喘、感冒、鼻炎、坐骨神经痛、腰酸腿酸。

【操作】针深 0.5~1 寸。治贫血、头昏眼花、腰酸、腿酸、疲劳过度时，下针 10 分钟后取针，改用垫灸 3 壮至 5 壮（无须下针，仅灸 3~5 壮亦可），隔日一灸，灸上 3 个月，益寿延年；灸至第 5、第 10、第 15 次时，下灸 7 壮至 9 壮（大壮），即每月大壮 3 次，小壮 12 次。

【穴性】疏风解表，疏经通络，通调气血。

【特效作用】感冒效佳；小腿酸痛特效；气血不足诸症（如腿酸、头晕、眼花、疲劳过度等）。

【特效配伍】配三土穴治疗咳嗽、气喘效佳；配分金穴治疗感冒效佳；配灵骨穴治疗网球肘特效。

【说明】本穴与传统针灸的手三里相近，手三里就是传统针灸之重要穴位，董氏针灸又发挥出了诸多的新功效，因此本穴临床十分常用，成为临床重要穴位。

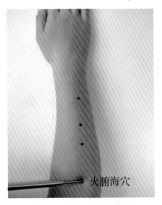 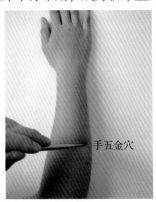

图 3-2-7　火腑海穴　　　　图 3-2-8　手五金穴

8. 手五金穴

【标准定位】尺骨外侧，距豌豆骨 6.5 寸，去火山穴后开（偏向尺侧）5 分处取穴（图 3-2-8）。

【解剖】肝分支神经。

【准确取穴】在前臂后区，首先将手抚胸，自手腕横纹上量 6.5 寸紧贴尺骨外缘处取穴。

【主治】坐骨神经痛、腹痛、小腿发胀、脚痛、脚麻。

【操作】手抚胸取穴，针深 3~5 分。

【穴性】活血通络，舒筋止痛。

【特效作用】治疗少阳经循行坐骨神经痛效佳；小腿胀痛及脚痛、脚麻均效。

【特效配伍】手五金穴配手千金穴治疗上述诸症具有特效。

【说明】本穴多与手千金穴倒马针运用，二穴对下肢的疼痛、麻木具有较好的作用，因此本穴是临床较常用的穴位，是重点穴位。

【临床验案】徐某，男，63岁。患者左腿麻木疼痛2个月余，近半个月来疼痛加重，曾就诊于多家医疗机构，诊断为坐骨神经痛。曾用中西药、注射、针灸、推拿、膏药等多种方法治疗均未显效，故来诊。检查：由下腰部向足趾方向沿坐骨神经区域放射，臀中部、腘窝、小腿外侧等压痛明显，小腿下部及足趾麻木并发凉，近半个月来走路困难，脉沉缓，苔薄白。诊断为腰腿痛（少阳经坐骨神经痛）。治疗取用健侧手五金穴、手千金穴，患侧足临泣穴，经治疗1次后症状即有所改善，走路比针前好转，经治疗3次后仅有下腰部不适感。

9. 手千金穴

【标准定位】尺骨外侧，距豌豆骨8寸（距手五金穴1.5寸）处取穴（图3-2-9）。

【解剖】肺分支神经。

【准确取穴】首先将手抚胸，自手腕横纹上量8寸紧贴尺骨外缘处取穴。

【主治】坐骨神经痛、腹痛、小腿发胀、脚痛、脚麻。

【操作】手抚胸取穴，针深3~5分。手五金与手千金二穴同用，左侧坐骨神经痛，取用右手穴；右侧坐骨神经痛，取用左手穴，即用交叉取穴的方法治疗。

【注意】两手五金穴、千金穴同时使用会引起气血错乱，应忌之。

【穴性】活血通络，舒筋止痛。

【特效作用】治疗少阳经循行坐骨神经痛效佳；小腿胀痛及脚痛、脚麻均效。

【特效配伍】手千金穴配手五金穴治疗上述诸症具有特效。

【说明】本穴多与手五金穴倒马针运用，二穴对下肢的疼痛、麻木具有较好的作用，因此本穴是临床较常用的穴位，是重点穴位。

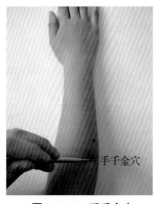

图3-2-9 手千金穴

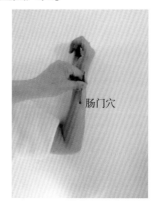

图3-2-10 肠门穴

10. 肠门穴

【标准定位】在尺骨内侧与肌腱之间，距豌豆骨3寸处取穴（图3-2-10）。

【解剖】有尺骨动脉之背支及尺骨神经，肝之神经，肾之副神经。

【准确取穴】在前臂，首先将手抚胸，在手腕横纹上量 3 寸于尺骨内侧与肌腱之间取穴。

【主治】肝炎引起之肠炎，头晕眼花。

【操作】手抚胸取穴，针深 3~5 分。

【穴性】通下焦，理肠道。

【特效作用】治疗急性肠炎特效。

【特效配伍】配门金穴治疗急慢性腹泻、腹胀、腹痛特效；配肝门穴治疗急性肝炎、急性肠炎特效。

【说明】本穴治疗肠道疾病具有特效作用，因此临床较为常用，是临床重要穴位，需要掌握。

【临床验案】患者为笔者的一名学生，晨起后出现腹泻伴有腹痛，大便稀薄带黏液，无脓血，食欲缺乏，汗多，至 9 点左右已有 6 次排便。即针刺肠门穴、肝门穴、门金穴，留针 30 分钟，起针后未再腹泻。

11. 肝门穴

【标准定位】在尺骨内侧，距豌豆骨 6 寸处取穴（图 3-2-11）。

【解剖】此处为指总伸筋，歧出前膊骨间动脉之分支，肝之支神经。

【准确取穴】在前臂，首先将手抚胸，在手腕横纹上量 6 寸，于尺骨内侧与肌腱之间取穴。

【主治】急性肝炎（特效）。肠门穴与肝门穴同时使用，可治肝炎及引起之肠炎。

【操作】手抚胸取穴，针深 3~5 分。针下后，肝痛立消。此时将针向右旋转，胸闷解除；再向左旋转，肠痛亦解除。

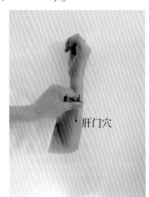

肝门穴

图 3-2-11 肝门穴

【穴性】理中焦、调肝脏、清肝火。

【特效作用】急性肝炎特效。

【特效配伍】配肠门穴治疗急性肝炎及肠炎均特效；肝门穴配眼黄穴治疗急性黄疸；配上三黄穴治疗慢性肝炎。

【注意】禁忌双手同时取穴。

【说明】本穴是治疗急性肝炎之特效穴，有很强的针对性，尤其与肠门穴合用有强大的功效，因此本穴也是临床重要穴位之一，需要掌握。

12. 心门穴

【标准定位】在尺骨鹰嘴突起之上端，在下尺骨内侧陷处，距肘尖 1.5 寸处取穴（图3-2-12）。

【解剖】在二头膊筋间，有下尺骨副动脉，桡骨神经浅支，心之分支神经。

【准确取穴】在肘后区，首先将手抚胸，于肘尖下紧贴尺骨内侧取穴。

【主治】心肌炎、心悸胸闷、呕吐、干霍乱、丹毒、疝气、大腿弯前侧痛。

【操作】手抚胸取穴，针深4~7分。

【注意】禁忌双手同时取穴。

【穴性】通上焦，补心气，调气血。

【特效作用】心脏病极效；膝痛特效；尾椎痛甚效；腰痛效佳；坐骨神经痛及大腿内侧痛效佳。

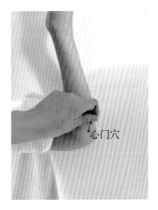

图3-2-12 心门穴

【特效配伍】配火主穴治疗膝痛特效；配中白穴治疗腰痛为特效针；配心三通穴（通关、通山、通天）、血海治疗丹毒；配心门穴、三叉三穴治疗腹股沟疼痛；配腕顺一穴或肺心穴治疗尾骶骨痛。

【说明】本穴具有效用广、作用强的特点，可用于诸多疾病的治疗，临床十分广用，因此是临床极为重要的穴位，需要全面的理解掌握。

【临床验案】徐某，女，51岁，右侧大腿内侧腹股沟区反复疼痛2年余，曾多次就诊于多家医疗机构，各种影像检查未查出相关器质性问题，近2个月来因劳累症状加重，故来诊。治疗：即取用健侧心门穴、三叉三穴及患侧的门金穴，1次治疗后症状明显改善，治疗5次症状消失。

13. 人士穴

【标准定位】在前臂桡骨内侧，从腕部横纹上4寸处取穴（图3-2-13）。

【解剖】此处为桡骨近关节处之上侧，有桡骨动脉支，外膊皮下神经，桡骨神经之皮下支，肺支神经，心分支神经。

【准确取穴】在前臂前区，首先将前臂平伸，掌心向上，以手腕横纹为标志点，自手腕横纹直上4寸紧贴桡骨之内侧边缘取穴即可。

【主治】气喘、手掌及手指痛、肩臂痛。

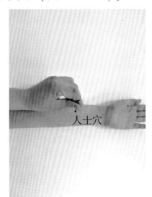

图3-2-13 人士穴

【操作】手平伸，掌心向上，针深0.5~1寸。针深5分治气喘、手掌及手指痛（左手痛，针右穴；右手痛，针左穴）、肩臂痛、背痛；针1寸治心脏病、心悸不安。

【穴性】宽胸理气，开郁通经，宣肺疏风。

【特效作用】治疗气喘特效；治疗手指痛、肩臂痛及背痛。

【特效配伍】三士穴配灵骨穴治疗哮喘、心脏无力、心律失常均极效；三士穴配水金穴、水通穴治疗哮喘效佳。

【说明】本穴作用于心肺，治疗气喘及心脏疾病有着特殊的疗效，尤其与地士穴、天士穴倒马运用，更具特效，因此本穴也是重要穴位，需要掌握。

14. 地士穴

【标准定位】在前臂桡骨中部内侧，在腕横纹 7 寸处取穴，即距人士穴后 3 寸（图 3-2-14）。

【解剖】肱桡骨肌内缘。拇长屈肌外缘，正中神经之分支，为桡骨神经与后臂神经之分布区，有桡骨动脉、头静脉、肺支神经、心分支神经。

【准确取穴】在前臂前区，首先将前臂平伸，掌心向上，以手腕横纹为标志点，自手腕横纹直上 7 寸（即人士穴上 3 寸）紧贴桡骨之内侧边缘取穴即可。

【主治】气喘、感冒、头痛及肾亏、心脏病。

【操作】手平伸，手心向上，针深 1 寸治气喘、感冒、头痛及肾亏；针深 1.5 寸治心脏病。

【穴性】宽胸理气，开郁通经，宣肺疏风。

【特效作用】治疗哮喘及心脏病。

【特效配伍】三士穴配灵骨穴治疗哮喘、心脏无力、心律失常均极效；三士穴配水金穴、水通穴治疗哮喘效佳。

【说明】本穴作用于心肺，治疗气喘及心脏疾病有着特殊的疗效，尤其与人士穴、天士穴倒马针运用，更具特效，因此本穴也是重要穴位，需要掌握。

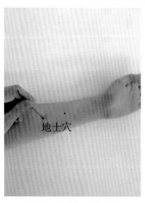

图 3-2-14　地士穴

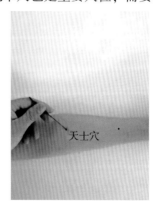

图 3-2-15　天士穴

15. 天士穴

【标准定位】在前臂桡骨内侧，在地士穴 3 寸处取穴（图 3-2-15）。

【解剖】肱桡骨肌内侧，为桡骨神经、后臂神经及正中神经分布区，有桡骨动脉、头静脉、肺支神经、肾之副神经。

【准确取穴】在前臂前区，首先将前臂平伸，掌心向上，于手腕横纹直上10寸（即地士穴上3寸）紧贴桡骨之内侧边缘取穴即可。

【主治】气喘、鼻炎、感冒、臂痛、胸部发胀。

【操作】针深1.5寸。天士、地士、人士三穴，可左右两手同时取穴，并配灵骨穴，为治哮喘之特效针。

【穴性】宽胸理气，开郁通经，宣肺疏风。

【特效作用】治疗哮喘及心脏病。

【特效配伍】三士穴配灵骨穴治疗哮喘、心脏无力、心律失常均极效；三士穴配水金穴、水通穴治疗哮喘效佳。

【说明】本穴作用于心肺，治疗气喘及心脏疾病有着特殊的疗效，尤其与人士穴、地士穴倒马针运用，更具特效，因此本穴也是重要穴位，需要掌握。

16. 曲陵穴

【标准定位】在肘窝横纹上，在大筋之外侧以大指按下，肘伸曲时有一大凹陷处是穴（图3-2-16）。

【解剖】有肱二头肌腱，为后臂皮神经及桡骨神经、正中神经之分布区，有桡骨动脉、头静脉、心之支神经、肺之分支神经。

【准确取穴】在肘区，首先将前臂平伸，掌心向上，于肱二头肌桡侧缘凹陷中取穴。

【主治】抽筋、阳霍乱、气喘、肘关节炎、心悸。

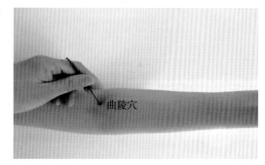

图3-2-16　曲陵穴

【操作】针深3~5分。用三棱针刺曲陵穴内侧之静脉血管，使其出血，可治霍乱、干霍乱、心脏停搏。

【穴性】降逆气，通经络，舒筋骨，止痹痛。

【特效作用】肩臂不举特效；急性咳喘效佳；急性呕吐极效；治疗膝痛甚效；治疗手指拘挛不伸效佳。

【特效配伍】配复溜穴治疗闪腰岔气；配土水中穴治疗急性咳喘；配委中穴（均点刺放血）治疗急性肠胃炎极效；配肾关治疗遗尿、癃闭；配分金穴治疗感冒。

【说明】本穴与传统针灸之尺泽穴功效相符，在传统针灸中本穴就有着较为广泛的作用，董师又发挥出了新的功效，其作用功效具有广泛可靠的特点，因此临床用之较多，是重点穴位之一。

【临床验案】赵某，女，48岁。患者2小时前无名原因突然出现剧烈呕吐，反复频繁发作，就诊时已呕吐20余次。患者表情痛苦，仍干呕不止，来诊后即在本穴处瘀络点刺放血，点刺后拔罐5分钟，患者症状即可缓解，患者自述有一股气流自上而下的感觉，观察半小时后诸症消失。

三、三三部位小结

三三部位为前臂部位，本部分总计 16 穴名，32 个穴位点。

本部分穴位

其门穴，其角穴，其正穴，肠门穴，肝门穴，心门穴，人士穴，地士穴，天士穴，火串穴，火腑海穴，曲陵穴，手五金穴，手千金穴，火陵穴，火山穴。

本部分穴位除了火陵穴、火山穴之外，其余穴位皆为临床所广用。

其门穴、其角穴、其正穴三穴被称为三其穴，三穴必须同用，不单独用针，可以仅针一侧穴位，三穴治疗妇科疾病时针刺方向则是向三焦经针刺，治疗便秘、痔疾时顺着大肠经脉或者逆着经脉针刺；肠门穴治疗肠炎特效，常配肝门穴倒马针同用。肝门穴治疗肝炎特效，急性肝炎配肠门穴，慢性肝炎配上三黄穴；心门穴治疗心脏病、尾椎痛、腰痛、大腿内侧痛及坐骨神经痛等，是临床重要穴位之一；人士穴、地士穴、天士穴被称为三士穴，三穴是治疗哮喘的特效穴，人士穴还能治疗手指痛、肩背痛；火串穴与传统针灸支沟穴相符，是治疗便秘、胸胁痛的重要穴位；火腑海穴与手三里相近，则是补虚保健的要穴，重视用灸法，这是董氏奇穴唯一提到用灸的穴位，临床中要重视；曲陵穴与尺泽穴相符，治疗气喘、急性呕吐、肩臂不举均特效，以穴位处的瘀络为常用；手五金穴、手千金穴二穴合用治疗坐骨神经痛及脚痛、脚麻十分有效。

第四章　四四部位（大臂部位）

一、四四部位总图（图4-1-1、图4-1-2）

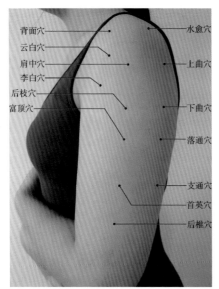

背面穴
云白穴
肩中穴
李白穴
后枝穴
富顶穴

水愈穴
上曲穴
下曲穴
落通穴
支通穴
首英穴
后椎穴

天宗穴
地宗穴
人宗穴
分金穴

图4-1-1　　　　　　　　图4-1-2

二、四四部位穴位

1. 分金穴

【标准定位】在上臂肱骨下部之中央，距肘窝横纹 1.5 寸处取穴（图 4-2-1）。

【解剖】有肱二头肌，为后臂皮下神经、正中神经之分布区，有肱动脉、头静脉、心之分支神经、肺之交叉神经。

【准确取穴】在臂部，首先将手抚胸，以肘窝横纹为标志点，确定好肘窝横纹后，再于肘窝横纹（曲陵穴）直上 1.5 寸处取穴即可。

【主治】感冒、鼻炎及喉炎之特效针。

【操作】手抚胸取穴，针深 0.5~1 寸。

【穴性】清热宣肺。

【特效作用】治疗感冒、鼻炎特效。

【特效配伍】与曲陵穴倒马针治疗感冒、鼻炎具有特效。

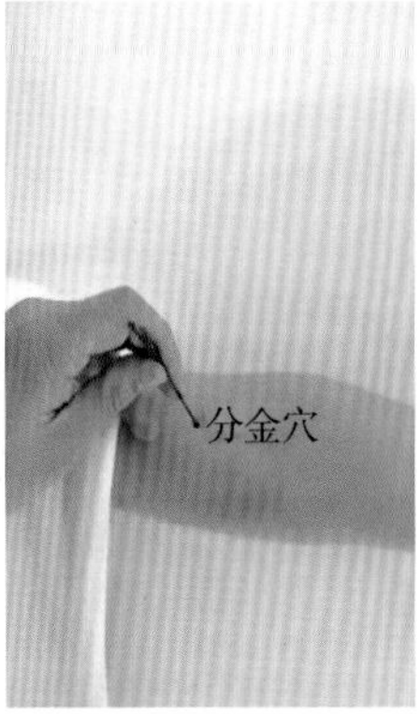

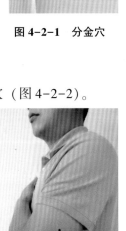

图 4-2-1 分金穴

2. 后椎穴

【标准定位】当上臂肱骨外侧，距肘窝横纹 2.5 寸处取穴（图 4-2-2）。

【解剖】肝副神经，心之副交叉神经，直属脊椎骨神经。

【准确取穴】在臂后区，首先将手臂自然下垂，以肘窝横纹为标志点，确定出肘窝横纹，然后自肘窝横纹上 2.5 寸紧贴肱骨的外缘取穴。

【主治】脊椎骨脱臼、脊椎骨胀痛、肾脏炎、腰痛。

【操作】手臂下垂，针深 3~5 分。

【穴性】通经化瘀，强筋壮骨。

【特效配伍】治疗腰椎病效佳。

图 4-2-2 后椎穴

【特效作用】与首英穴倒马针治疗腰椎而致的腰痛及上述各症效佳。

【说明】本穴在临床用之较少，所以仅作为了解穴位即可。

3. 首英穴

【标准定位】在上臂肱骨外侧，距肘窝横纹 4.5 寸（即后椎穴 2 寸）处取穴（图 4-2-3）。

【解剖】肝副神经，心之副交叉神经，直属脊椎骨神经。

【准确取穴】在臂后区，首先将手臂自然下垂，以肘窝横纹为标志点，确定出肘窝横纹，然后自肘窝横纹上4.5寸（即后椎穴上2寸）处紧贴肱骨的外缘取穴。

【主治】脊椎骨脱臼，脊椎骨胀痛，肾脏炎，腰痛。

【操作】手臂下垂，针深3~5分。后椎、首英两穴通常同时用针（即所谓回马针），效力迅速而佳。

【穴性】通经化瘀，强筋壮骨。

【特效作用】治疗腰椎病效佳。

【特效配伍】与后椎穴倒马针治疗腰椎而致的腰痛及上述各症效佳。

【说明】本穴在临床用之较少，可以仅作为了解穴位即可。

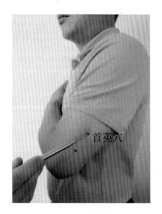

图 4-2-3　首英穴

4．富顶穴

【标准定位】在上臂肱骨外侧，距肘横纹7寸（即首英穴上2.5寸）处取穴（图4-2-4）。

【解剖】肝之副神经，心之分支神经。

【准确取穴】在臂后区，首先将手臂自然下垂，以肘窝横纹为标志点，确定出肘窝横纹，然后自肘窝横纹上7寸（即首英穴上2.5寸）紧贴肱骨的外缘取穴。

【主治】疲劳、肝弱、血压高、头痛、头晕。

【操作】手臂下垂，针深3~5分。针浅刺治疲劳、肝弱；深刺治头痛、头昏及血压高。

【穴性】清肝泻火，活血祛瘀。

【特效作用】肝肾阴虚而致的高血压、头晕、头痛特效。

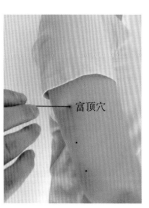

图 4-2-4　富顶穴

【特效配伍】与后枝穴倒马针治疗肝肾阴虚而致的高血压、头晕、头痛效佳。

【说明】本穴对高血压及高血压所致的相关症状均有较好的调理作用，尤其与后枝穴倒马针运用疗效比较满意，因此应当掌握。

5．后枝穴

【标准定位】当肩中与肘之直线上，距富顶穴1寸（即肘横纹上8寸）处取穴（图4-2-5）。

【解剖】心之分支神经。

【准确取穴】在臂后区，首先将手臂自然下垂，以肘窝横纹为标志点，确定出肘窝横纹上8寸（即富顶穴上1寸）之上臂紧贴肱骨外缘取穴。

【主治】血压高、头晕、头痛、皮肤病、血管硬化、杀菌。

【操作】手臂下垂，针深3~7分。富顶、后枝两穴同时下针，可治颈项疼痛扭转不灵及面部麻痹。

【穴性】清肝泻火，活血祛瘀。

【特效作用】肝肾阴虚而致的高血压、头晕、头痛特效。

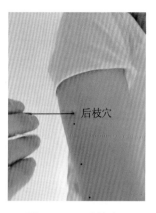

图4-2-5 后枝穴

【特效配伍】与富顶穴倒马针治疗肝肾阴虚而致的高血压、头晕、头痛效佳。

【说明】本穴与富顶穴作用相近，二穴合用并有协同之效，因此二穴在临床常以倒马针运用治疗上述各症，所以需要掌握。

6. 肩中穴

【标准定位】在上臂肱骨之外侧，于肩骨缝向下2.5寸中央处取穴（图4-2-6）。

【解剖】此处为三角筋部，头静脉后，有回旋上膊动脉、腋窝神经、心之分支神经。

【准确取穴】在臂部，首先将手臂自然下垂，以肩骨缝为标志点，确定出肩骨缝，然后自肩骨缝向下2.5寸之正中央处取穴。

【主治】膝痛（特效针）、皮肤病（对颈项皮肤病有特效）、小儿麻痹、半身不遂、心悸、血管硬化、鼻出血、肩痛。

【操作】手臂平垂，针深0.5~1寸。左肩痛针右肩穴，右肩痛针左肩穴，具有特效。

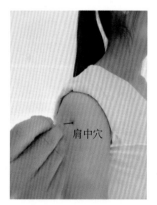

图4-2-6 肩中穴

【穴性】通经活络，活血祛瘀。

【特效作用】膝痛无力极效；肩痛、坐骨神经痛特效；肌肉萎缩效佳；颈项部皮炎甚效。

【特效配伍】配火主穴治疗膝痛及无力；配灵骨穴、大白穴治疗坐骨神经痛；配上曲穴、云白穴或下曲穴、李白穴治疗下肢无力、小腿肚疼痛。

【说明】本穴作用极为广泛，疗效强，诸多的疾病本穴均可作为主穴运用，是四四部位最重要的穴位，因此本穴为临床重要穴位，需要全面理解与掌握。

【临床验案】郑某，男，36岁。患者因活动不慎导致左膝关节内侧疼痛无力20余天，某院检查诊断为软组织损伤，曾贴膏药、封闭治疗，效不佳，故来诊。检查：左膝关节内侧有明显压痛反应，屈伸疼痛，活动受限，抬举无力。治疗：取用健侧肩中穴、心门穴及患侧的火主穴，针刺5分钟后疼痛即有所缓解，治疗3次后症状基本消失，共治疗5次而愈。

7. 背面穴

【标准定位】当肩骨缝之中央，举臂有空陷之中央处取穴（图4-2-7）。

【解剖】有三角筋，回旋上膊动脉，头静脉支，锁骨神经支，丹田神经。

【准确取穴】在三角肌区，屈臂外展，在肩峰外侧端前缘之凹陷处取穴。

【主治】腹部发闷，发音无力。

【操作】举臂取穴，针深3~5分。用三棱针时，可治全身疲劳、两腿发酸、呕吐、干霍乱、阴阳霍乱。

【穴性】祛风行血，清热泻火，降逆止呕。

【特效作用】治疗全身疲劳、两腿发酸效佳；治疗呕吐极效。

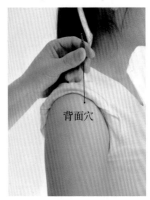

图4-2-7　背面穴

【特效配伍】本穴刺血，再配鼻翼穴、玉火穴治疗发音无力及两腿发酸效佳。

【说明】本穴与传统针灸之肩髃穴相符，传统针灸肩髃穴主要用于肩部病症的治疗，而董氏针灸发挥出了诸多新的功效，而对上述诸症确具实效，所以应当掌握。

8. 人宗穴

【标准定位】在上臂肱骨内缘与肱二头肌腱间之陷处，距肘窝横纹3寸是穴（图4-2-8）。

【解剖】在二头膊筋之旁，桡骨副动脉、头静脉及内膊皮神经、肺之副神经、心之分支神经、肝之副支神经。

【准确取穴】在臂部，首先屈肘以手拱胸，以肘窝横纹为标志点，确定出肘窝横纹，然后于肘窝横纹上3寸之上臂肱骨内缘与肱二头肌腱之间凹陷处取穴。

【主治】脚痛、手痛、肘臂肿痛难动、面黄（胆病）、四肢水肿、脾肿大、感冒、气喘。

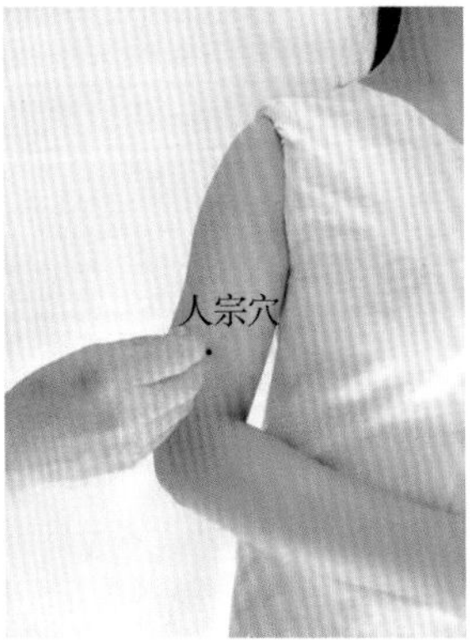

【操作】取穴时屈肘测量，以手拱胸。用毫针，针

图4-2-8　人宗穴

深 5 分治感冒、气喘，针深 8 分治臂肿，针深 1.2 寸治肝、胆、脾病。

【穴性】宣肺利咽，健脾利湿。

【特效作用】手痛、脚痛、肘臂痛极效；脾大效佳。

【特效配伍】人宗穴、地宗穴、天宗穴同用治疗肩胛冈以上疼痛；人宗穴配三叉三穴治疗坐骨神经痛、膝内侧痛。

【注意】下针时，偏外伤肱骨，偏里伤肱二头肌腱，针刺部位应特别准确。

【说明】本穴治症较多，尤对手脚痛的作用效佳，在临床应需掌握。

9. 地宗穴

【标准定位】在上臂肱骨内缘与肱二头肌腱间之陷处，距肘窝横纹 6 寸（即人宗穴上 3 寸）是穴（图 4-2-9）。

【解剖】在头静脉后，有回旋上膊动脉、腋窝神经、心之支神经。

【准确取穴】在臂部，首先屈肘以手拱胸，以肘窝横纹为标志点，确定出肘窝横纹，然后于肘窝横纹上 6 寸（即人宗穴上 3 寸）之上臂肱骨内缘与肱二头肌腱之间凹陷处取穴。

【主治】心脏病及血管硬化；能使阳证起死回生。

【操作】取穴时屈肘测量，以手拱胸。用毫针，针深 1 寸治轻病，针深 2 寸治重病，两臂穴位同时下针。

【穴性】开窍醒神，回阳救逆。

【特效作用】闭证急救及晕针的治疗。

【特效配伍】人宗穴、地宗穴倒马针治疗瘰疬及肘臂挛急疼痛、颈项拘急。

【注意】下针时，偏外伤肱骨，偏里伤肱二头肌腱，针刺部位应特别准确。

【说明】本穴则为急救穴位，犹如传统针灸之人中穴，因此应需掌握，而备应急之用。

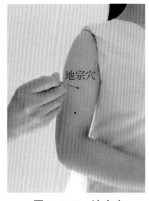

图 4-2-9 地宗穴

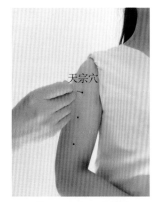

图 4-2-10 天宗穴

10. 天宗穴

【标准定位】在上臂肱骨内缘与肱二头肌腱间之陷处，距肘窝横纹9寸（即地宗穴上3寸）是穴（图4-2-10）。

【解剖】在头静脉后，有回旋上膊动脉、腋窝神经、六腑神经、小腿神经。

【准确取穴】在臂部，首先屈肘以手拱胸，以肘窝横纹为标志点，确定出肘窝横纹，然后于肘窝横纹上9寸（即地宗穴上3寸）之上臂肱骨内缘与肱二头肌腱之间凹陷处取穴。

【主治】妇科阴道炎、阴道痛、赤白带下（具有速效）、小腿痛、小儿麻痹、狐臭、糖尿病。

【操作】取穴时屈肘测量，以手拱胸。用毫针，针深1~1.5寸。

【穴性】理下焦，清湿热。

【特效作用】妇科炎性疾病极效；狐臭特效。

【特效配伍】天宗穴配李白穴治疗狐臭；天宗穴配云白穴治疗妇科阴道炎、阴道痒、阴道痛、赤白带下。

【注意】下针时，偏外伤肱骨，偏里伤肱二头肌腱，针刺部位应特别准确。

【说明】本穴而言的主治均有确实的疗效，尤其在妇科病症、狐臭的治疗中常作为主穴用于临床，所以应当掌握与理解。

【临床验案】徐某，女，41岁。患者患有狐臭，曾多种保守方法治疗而未效，因第2胎不孕就诊，从而咨询本病能否针灸治疗，故给予治疗。处方：分枝上、下点刺放血，而后针刺天宗穴、李白穴、极泉穴，隔日1次，共治疗10次，症状消失。

11. 云白穴

【标准定位】在肩关节前方，骨缝去肩尖约2寸处是穴。亦即背面穴向胸方向斜下开2寸（图4-2-11）。

【解剖】有三角肌，回旋上膊动脉、头静脉支、锁骨神经支、六腑神经、肺之副神经。

【准确取穴】在臂部，首先将手下垂，在肩关节前方，肩尖前约2寸处取穴（或者定出肩中穴，再于肩中穴向前横开约1寸，然后再直上约1寸处取穴）。

【主治】妇科阴道炎、阴道痒、阴道痛，赤白带下，小儿麻痹。

【操作】垂手取穴，针深3~5分。

【穴性】理下焦，清湿热，调经带。

【特效作用】妇科炎性疾病；肌肉萎缩。

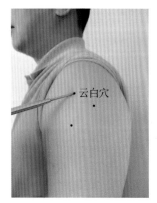

图4-2-11 云白穴

【特效配伍】配肩中穴治疗小腿无力、胀痛及肌肉萎缩；配上白穴治疗足外踝及踝关节疼痛；配天宗穴治疗阴道炎、阴道痒、阴道痛、赤白带下；配李白穴、上曲穴、下曲穴治疗小儿麻痹、肌肉萎缩及下肢无力具有特效。

【说明】本穴与天宗穴位置相近，功效也相近，并且在同一水平线上，均主要用于妇科病的治疗，因此本穴也需要掌握。

【临床验案】沈某，女，26岁。白带量增多数月，色黄黏稠而腥臭，连绵不断，腰膝酸软及小腹胀痛，精神疲倦，医院诊断为慢性宫颈炎，经中西药治疗，效果不显，故来诊。治疗：天宗穴、云白穴、李白穴，共治疗6次，症状消失。

12. 李白穴

【标准定位】在上臂外侧，从云白穴稍向外斜下2寸处取穴（图4-2-12）。

【解剖】头静脉后，有回旋上膊动脉、腋窝神经、肾之副支神经、肺之支神经。

【准确取穴】在臂部，以云白穴为标志点，首先定出云白穴，然后自云白穴稍向外斜下2寸处取穴（或者首先定出肩中穴，然后再于肩中穴向前横开约1.2寸，然后再直下约1寸左右处取穴即可）。

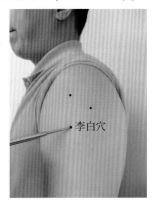

图4-2-12 李白穴

【主治】狐臭、脚痛、小腿痛、小儿麻痹。

【操作】针深3~5分。

【穴性】舒筋活血，调理下焦。

【特效作用】治疗狐臭效佳；治疗肌肉萎缩及小儿麻痹。

【特效配伍】配肩中穴、云白穴、上曲穴治疗肌肉萎缩、小儿麻痹、下肢无力具有特效；配云白穴、天宗穴治疗急慢性膀胱炎、阴囊潮湿、阴道炎、阴道痒、赤白带下效佳。

【说明】本穴在临床运用中最主要的功效就是狐臭和肌肉萎缩一类疾病，对狐臭则有特效，对肌肉萎缩及小儿麻痹的治疗则是这一区域穴位所具有的共同作用，有着确实的疗效，因此需要掌握。

13. 支通穴

【标准定位】在上臂后侧，距肘窝横纹4.5寸，即首英穴向后横开1寸（图4-2-13）。

【解剖】有头静脉，后回旋上膊动脉支，后膊皮下神经，肝之副支神经，肾之副支神经，后背神经。

【准确取穴】在臂后区，以肘窝横纹为标志点，确定出肘窝横纹，然后自肘窝横纹直上4.5寸（也即首英穴向后横开1寸）至上臂外侧，紧贴肱骨外缘取穴。

【主治】高血压、血管硬化、头晕疲劳、腰酸。

【操作】针深0.6~1寸。

【穴性】清肝泻火，活血祛瘀。

【特效作用】高血压、眩晕。

【特效配伍】配落通穴治疗上述各症特效。

【注意】贴近肱骨后缘下针。

【说明】本穴一般与落通穴倒马针运用，主要用于高血压的调理，对高血压的调理有着较好的作用，因此本穴需要掌握。

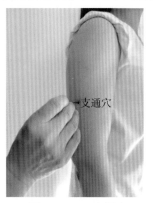 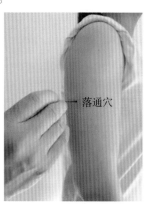

图4-2-13　支通穴　　　　　　　图4-2-14　落通穴

14. 落通穴

【标准定位】在上臂后侧，距肘横纹7寸，当富顶穴向后横开1寸处取穴（图4-2-14）。

【解剖】有头静脉，后回旋上膊动脉支，后膊皮下神经，肝之副支神经，肾之副支神经，后背神经。

【准确取穴】在臂后区，以肘窝横纹为标志点，确定出肘窝横纹，然后自肘窝横纹直上7寸（也即富顶穴向后横开1寸）之上臂外侧，紧贴肱骨外缘取穴。

【主治】血压高、血管硬化、头晕疲劳、四肢无力、腰酸。

【操作】针深0.6~1寸。

【穴性】清肝泻火，活血祛瘀。

【特效作用】高血压、眩晕。

【特效配伍】配支通穴治疗上述各症特效。

【说明】本穴一般与支通穴倒马针运用，主要用于高血压的调理，对高血压的调理有着较好的作用，因此本穴需要掌握。

15. 下曲穴

【标准定位】在上臂后侧，肩尖后直下，后枝穴向后横开 1 寸处取穴（图 4-2-15）。

【解剖】有头静脉，后回旋上膊动脉，后膊皮下神经，肝之支神经，腋下神经，肺支神经。

【准确取穴】在臂后区，以腋后线为标志点，确定出腋后线，于肘窝之腋后横纹下约 1 寸（也即后枝穴向后横开 1 寸）处取穴。

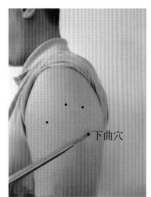

图 4-2-15　下曲穴

【主治】血压高、坐骨神经痛、半身不遂、小儿麻痹、神经失灵等症。

【操作】针深 0.6~1 寸。

【穴性】舒筋活络，通经化瘀。

【特效作用】坐骨神经痛及小儿麻痹最效。

【特效配伍】与上曲穴倒马针并用治疗坐骨神经痛及小儿麻痹效佳。

【说明】本穴多与上曲穴倒马针运用治疗上述诸证，主要用于小儿麻痹及下肢相关疾病。

16. 上曲穴

【标准定位】在上臂后侧，肩中穴向后横开 1 寸处取穴（图 4-2-16）。

【解剖】有三角筋，头静脉，后回旋上膊动脉，后膊皮下神经，肝之副神经，肾之支神经。

【准确取穴】在臂后区，以肩中穴为标志点，首先定出肩中穴，然后再在肩中穴向后横开 1 寸处取穴。

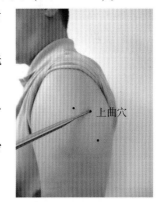

图 4-2-16　上曲穴

【主治】小儿麻痹、坐骨神经痛、臂痛、高血压、小腿胀痛。

【操作】针深 0.6~1.5 寸。治左臂痛用右臂穴，治右臂痛用左臂穴。用三棱针刺血治肝硬化及肝炎。

【穴性】舒筋活络，通经化瘀。

【特效作用】肝硬化及肝炎特效，坐骨神经痛及小儿麻痹最效。

【特效配伍】上曲穴点刺放血，再针肝门穴、上三黄穴治疗肝硬化、肝炎极效；与下曲穴倒马针治疗坐骨神经痛及小儿麻痹效佳。

【说明】本穴多与下曲穴倒马针运用治疗上述诸症，主要用于小儿麻痹及下肢相关疾病。另外本穴刺血还对肝脏疾病有治疗作用。

17. 水愈穴

【标准定位】在上臂之后侧，背面穴向后横开（稍斜下）2寸处取穴（图4-2-17）。

【解剖】有三角筋，头静脉，后回旋上膊动脉，后膊皮下神经，腋下神经，肾之支神经。

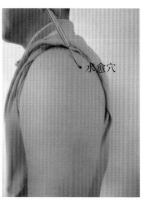

水愈穴

【准确取穴】在臂后区，首先定出背面穴，然后再于背面穴向后横开（稍斜下）2寸处取穴。

【主治】肾脏炎，肾结石，腰酸腰痛，全身无力，小便蛋白尿，臂痛，手腕手背痛。

【操作】针深3~5分。用三棱针刺出黄水者，为主治肾脏病之特效针；用三棱针刺出黑血者，主治手腕手臂痛。用三棱针刺左边穴治左臂痛，刺右边穴治右臂痛。

图4-2-17　水愈穴

【穴性】补肾壮骨。

【特效作用】治疗肾性疾病效佳；治疗灰指甲极效。

【特效配伍】水愈穴点刺放血，配马金水穴、马快水穴治疗肾结石；配下三皇穴或通肾穴、通胃穴治疗肾炎。

【说明】本穴主要用于慢性肾病的调理，主要以刺血为用，具有操作简单的特点，因此需要掌握。

三、四四部位小结

四四部位为上臂部位，本部分总计 17 穴名，34 个穴位点。

本部分重要穴位

分金穴，富顶穴，后枝穴，肩中穴，云白穴，人宗穴，地宗穴，天宗穴，水愈穴。

分金穴在肺经上，因此治疗感冒及咽喉疾病有较好的疗效，常与曲陵穴倒马针运用；后椎穴与首英穴常倒马针运用治疗腰椎疾病而致的腰痛；富顶与后枝二穴常倒马针运用治疗肝肾阴虚而致的高血压、头晕、头痛之疾；肩中穴是这一部位用之最广的穴位，对肩痛、下肢痛、膝痛及肌肉萎缩均有极佳的疗效，并能治疗血管硬化而致的鼻子出血及颈部皮肤疾病；云白穴主要治疗妇科炎性疾病有很好的作用，临床根据不同的疾病配用相关穴位；人宗穴、地宗穴、天宗穴合称为三宗穴，临床既可以三针倒马针或两针倒马针运用，也可以用一穴治疗相关疾病。三穴倒马针治疗肩胛冈以上疼痛具有显著疗效，人宗穴、地宗穴倒马针治疗瘰疬，及肘臂挛急、颈项拘急。人宗穴治疗手痛、脚痛，地宗穴急救，天宗穴治疗妇科炎性疾病均具特效；水愈穴主要刺血运用，浅刺出血治疗肾脏疾病，深刺出血治疗手腕手背痛。

其次穴位

背面穴，李白穴，支通穴，落通穴，下曲穴，上曲穴，后椎穴，首英穴。

以上这些穴位在临床运用较少。

这一部位穴位定位较为烦琐，若能找出规律定位就变得简单了。如云白穴可于肩中穴前 1 寸，再上 1 寸处定位即可；李白穴在肩中穴前 1.2 寸，再下 1 寸处取穴即可；上曲穴在肩中穴后开 1 寸处定穴，这是简便而准确的定穴方法。

这些穴位分别处在传统相应经脉上，分金穴、人宗穴、地宗穴、天宗穴处在手太阴肺经上；李白穴、云白穴处在手阳明大肠经上；后椎穴、首英穴、富顶穴、后枝穴、肩中穴在手少阳三焦经上；支通穴、落通穴、下曲穴、上曲穴、水愈穴在手太阳小肠经上。明确了这些穴位与传统经脉的关系，一是能够便于定位，二是更深入地明确穴位运用原理。

第五章 五五部位（足趾部位）

一、五五部位总图（图5-1-1~图5-1-3）

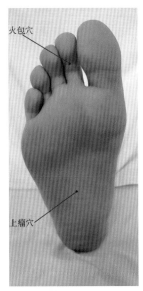

图5-1-1

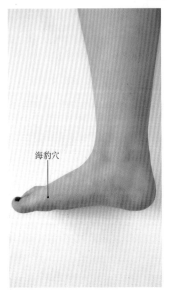

图5-1-2

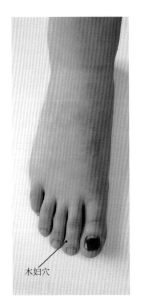

图5-1-3

二、五五部位穴位

1. 火包穴

【标准定位】在足次趾（第2趾）底第2道横纹正中央处取穴（图5-2-1）。

【解剖】心之神经，肝之神经。

【准确取穴】在脚趾底，首先充分暴露足底面，于第2趾（足次趾）底的第2道横纹上中央点取穴。

【主治】心痛，肝病，难产、胎衣不下。

【操作】平卧，用三棱针刺3分深使其出黑血，立即见效。用毫针深3分，5分钟见效。

【穴性】强心止痛，调理下焦。

【特效作用】心绞痛甚效；疝气效佳。

【特效配伍】于本穴点刺放血，再扎六完穴治疗外伤流血不止；配妇科穴治疗妇科诸疾。

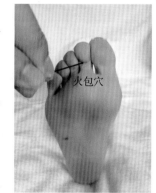

图5-2-1 火包穴

【注意】禁灸，孕妇禁针。

【说明】本穴与传统针灸之独阴穴相符，功效也基本相同，所述治效均具有可靠的作用，因此需要掌握理解。

【临床验案】李某，女，51岁。患者心绞痛发作数年，常备用速效救心丸等药物，本次陪同孙子前来看病，而在看病时突发心绞痛，发作时胸痛明显，面色苍白，肢冷汗出，口唇发绀，立在本穴与内关穴针刺，针刺完毕疼痛立止。患者连喊神奇，因为患者平时服用急救药物需要一定的时间方能慢慢缓解，而本次则是速止疼痛。

2. 上瘤穴

【标准定位】在足底后跟硬皮之前缘正中央处取穴（图5-2-2）。

【解剖】后脑（小脑）总神经。

【准确定穴】在足底，首先充分暴露足底面，于足底后跟硬皮之前缘正中央处取穴。

【主治】脑瘤、脑积水（大头瘟引起者）、小脑痛、脑神经痛、体弱。

【操作】平卧，针深3~5分。

【穴性】息风潜阳，清头明目，化瘀通络。

【特效作用】治疗脑外伤及脑部肿瘤具有特效。

【特效配伍】配然谷穴点刺放血，针正筋穴、正宗穴治疗脑震荡及后遗症；配足三重穴治疗脑瘤及脑血管

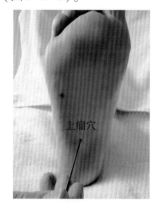

图5-2-2 上瘤穴

意外后遗症。

【注意】针深过量（超过5分）会引起心中不安，应忌之。

【说明】本穴因治疗脑部疾病具有确实的作用，因此临床较为常用，是临床重要穴位之一，应当全面掌握。

3. 海豹穴

【标准定位】在大趾内侧（即右足之左缘、左足之右缘，大趾本节（脚趾甲后）正中央处（图5-2-3）。

【解剖】有大趾长伸筋，浅腓骨神经，心之分支神经。

【准确取穴】在足趾，足大趾的内侧，于第1跖趾关节远端赤白肉际之凹陷中取穴。

【主治】眼角痛（角膜炎）、疝气、拇指及食指痛、妇科阴道炎。

【操作】针深1~3分。左手痛在右脚取穴，右手痛在左脚取穴。

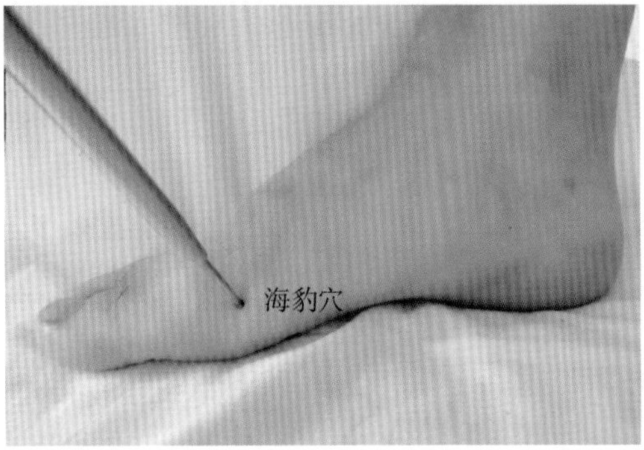

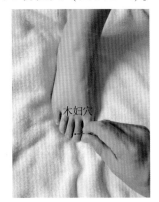

图5-2-3　海豹穴

【穴性】调理下焦，化瘀通络。

【特效作用】妇科阴道炎效佳；拇指及食指痛极效。

【特效配伍】配云白穴、天宗穴治疗阴痒、阴道痛、阴道炎及带下证。

【说明】本穴由于取穴不方便，针刺比较敏感，其治疗功效多由其他取穴方便的穴位代之，因此临床用之较少，可以仅作了解即可。

4. 木妇穴

【标准定位】在足次趾（第2趾）中节正中央向外开3分是穴（图5-2-4）。

【解剖】心之副神经。

【准确取穴】在足趾，足的第2脚趾（足次趾）第2节正中央向外侧（向小趾侧）紧贴骨缘取穴即可。

【主治】妇科赤白带下、月经不调、痛经、子宫炎、输卵管不通。

【操作】针深2~4分，贴趾骨下针（用细毫针减轻疼痛）。

【穴性】调经理带，疏理下焦。

【特效作用】带下症极效。

【特效配伍】妇科穴配木妇穴治疗各种妇科疾病；木妇穴配海豹穴治疗妇科炎性疾病具有特效。

图5-2-4　木妇穴

【说明】本穴从穴名即可明确治疗功效，以治疗妇科病为用，因其对妇科病的治疗作用广、疗效强，所以临床有"妇科圣穴"之称。因此本穴需要掌握。

【临床验案】陈某，女，24岁。患者带下增多半年余，色黄白，味腥，时有小腹疼痛，曾就诊于几家医疗机构，服用抗生素及运用栓剂治疗，效不佳。诊断为带下病，取用木妇穴配妇科穴、还巢穴治疗，1次治疗后白带量明显减少，治疗1周后白带白止，诸症消失。

三、五五部位小结

五五部位为足趾部位，本部分总计4穴名，8个穴位点。

本部分重要穴位

本部分仅有4穴，分别是：火包穴，上瘤穴，海豹穴，木妇穴。

这几个穴位因在足部，一是针刺时较为敏感，而引起明显疼痛，又因足部取穴不方便，所以在临床用之较少。但是有明确的使用之症，用之可有较好的疗效，临床治疗应以有效为根本。

第六章　六六部位（足掌部位）

一、六六部位总图（图6-1-1~图6-1-3）

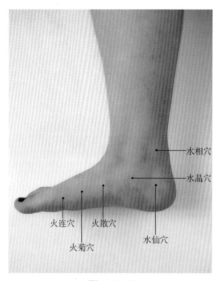

图6-1-1

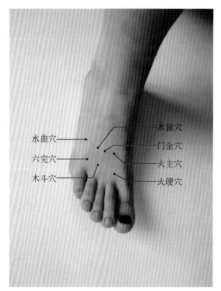

图6-1-2

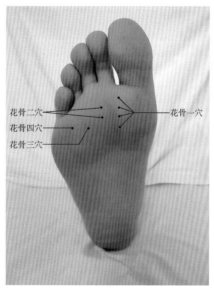

图6-1-3

二、六六部位穴位

1. 火硬穴

【标准定位】在第1跖骨与第2跖骨之间，距跖骨与趾骨关节5分处取穴（图6-2-1）。

【解剖】心脏支神经，肝之副神经。

【准确取穴】在足背，在第1跖骨与第2跖骨之间，在趾蹼缘的后方之5分处取穴。

【主治】心悸、头晕、产后胎衣不下、骨骼胀大、下颌痛（张口不灵）、强心（昏迷状态时使用）、子宫炎、子宫瘤。

【操作】针深3~5分。

【穴性】清心泻火，行气止痛，平冲降逆。

【特效作用】凡肝火上炎性疾病皆有特效，如头晕、头痛、失眠等；心脏病特效；生殖系统疾病效佳；眼疾极效。

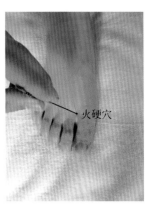

图6-2-1 火硬穴

【特效配伍】配门金穴、灵骨穴治疗张口不灵；配木穴、上白穴治疗眼睛红肿；配六快穴治疗尿痛、尿道炎；配火主穴、光明穴治疗青光眼。

【注意】禁灸，孕妇禁针。

【说明】本穴作用广泛，临床用之较多，因此本穴为临床重要穴位，需要全面掌握。

【临床验案】高某，男，29岁。因长途开车劳累，较长时间未喝水，故出现尿短少炽热、疼痛、尿频之症状。即针刺火硬穴、六快穴、中极穴，针后即感舒适，1次即愈。

2. 火主穴

【标准定位】在第1跖骨与第2跖骨连接部之直前陷中，即距火硬穴1寸处取穴（图6-2-2）。

【解剖】心脏支神经，心脏动脉，有感腓骨神经，前胫骨筋。

【准确取穴】在足背，第1与第2跖骨底结合部的前方，循歧缝之间向上按压，压至尽处取穴。

【主治】难产、子宫炎、子宫瘤、骨骼胀大、心脏病而引起的头痛、肝病、胃病、神经衰弱、心脏停搏、手脚痛。

【操作】针深3~8分。治手脚痛时，左用右穴，右用左穴。

【穴性】疏肝理气，活血祛瘀，通利下焦。

【特效作用】治疗各种头痛（偏头痛、头顶痛、颅内痛），膝痛极效；头面五官疾病（喉痛、梅核气、颞颌关节紊乱、面瘫）效佳；男女生殖系统疾病特效。

【特效配伍】肩中穴或心门穴配火主治疗膝痛极效；灵骨穴配火主穴治疗诸痛证、妇科病及头面五官疾病特效；配门金穴治疗颞颌关节紊乱极效；配三叉三穴治疗咽喉肿痛特效。

【注意】禁灸，孕妇禁针。

【说明】本穴临床作用极广，治疗功效强大，常作为主穴用于诸多疾病的治疗，因此本穴是临床重要穴位，需要深入理解和全面掌握。

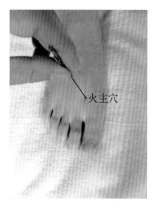

图 6-2-2　火主穴

【临床验案】李某，女，24 岁。患者张口不灵 2 年余，2 年前无名原因出现张口受限，不能大张口，咀嚼食物则会加重，出现颞颌关节部位疼痛，经针灸、按摩、膏药、口服药物等治疗，一直未愈，故来诊。治疗：取用火主穴、门金穴治疗，1 次治疗后即有所缓解，共治疗 7 次症状消失。

3. 门金穴

【标准定位】在第 2 跖骨与第 3 跖骨连接部之前凹陷中，即与火主穴并列（图 6-2-3）。

【解剖】有总趾短伸筋，第 1 骨间背动脉，趾背神经，十二指肠神经，胃之支神经。

【准确取穴】在足背，第 2 与第 3 跖骨底结合部的前方，循歧缝之间向上按压，压至尽处是穴。

【主治】肠炎、胃炎、腹部发胀及腹痛、盲肠炎。

【操作】用细毫针，针深 5 分（具有特效）。

【穴性】健脾化湿，调肠和胃，通经活络。

【特效作用】偏头痛（太阳穴处）特效；痛经极效；肠胃炎之腹痛、腹泻极效；胃痛甚效。

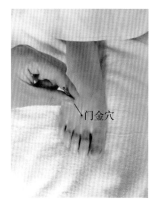

图 6-2-3　门金穴

【特效配伍】门金穴配灵骨穴治疗腹痛、腹胀效佳；配火主穴治疗颞颌关节紊乱特效；配内庭穴治疗痛经、乳腺疼痛及脱肛甚效；配三叉三穴治疗上眼睑下垂甚效；门金穴配合阑尾点及小腿外侧放血，治疗急慢性阑尾炎极效；配三叉三穴治疗腹股沟内侧痛特效。

【注意】单足取穴，禁忌双足同时取穴。

【说明】本穴有诸多的临床功效，临床运用十分广泛，且治疗功效强大，因此在临床极为常用，成为常用穴、重要穴，需要全面理解与掌握。

【临床验案】江某，男，67岁。因服用变质的食物而出现腹痛，半小时后出现腹胀、腹泻、呕吐等症状。检查：急性痛苦病容，呕吐不消化食物，有酸味，大便呈水样，上腹部压痛，肠鸣音亢进，诊断为急性胃肠炎。治疗：取用曲陵穴点刺放血，针刺肠门穴、门金穴，针刺5分钟后疼痛明显缓解，留针30分钟症状基本消失，留针50分钟诸症消失。

4. 木斗穴

【标准定位】在第3跖骨与第4跖骨之间，距跖骨与趾骨关节5分处取穴（图6-2-4）。

【解剖】脾神经，肝神经。

【准确取穴】在足背，第3跖骨与第4跖骨之间，在趾蹼缘后方5分处取穴即可。

【主治】脾肿大（硬块）、消化不良、肝病、疲劳、胆病、小儿麻痹。

【操作】针深3~5分。

【穴性】补脾养血，舒肝和胃，调和气血。

【特效作用】治疗脾大、慢性肝炎、肝硬化具有特效；耳内神经痛立效；治疗乳房疾病效佳；治疗麻木极效；治疗缺盆部位疼痛及肿瘤甚效。

【特效配伍】木斗穴、木留穴倒马针治疗上述各症特效；配足三重穴或侧三里穴、侧下三里穴治疗三叉神经痛、耳痛、舌强言语困难效佳。

【说明】本穴在临床中常与木留穴倒马针运用，二穴倒马针作用广泛，且作用强大，主要涉及肝脾之证，是肝脾调理之主穴、要穴，因此本穴是临床重要穴位，需要全面理解与掌握。

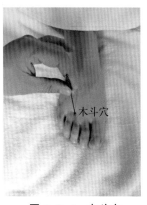

图6-2-4　木斗穴

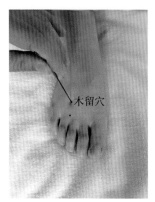

图6-2-5　木留穴

5. 木留穴

【标准定位】在第3跖骨与第4趾骨之间，距跖骨与趾骨关节1.5寸处取穴（图6-2-5）。

【解剖】肝神经，脾神经。

【准确取穴】在足背，第 3 跖骨与第 4 跖骨底结合部的前方，于木斗穴上 1 寸处取穴。

【主治】白细胞减少症、脾肿大、消化不良、肝病、疲劳、胆病、小儿麻痹。

【操作】针深 3~5 分。

【穴性】补脾养血，舒肝和胃，调和气血。

【特效作用】治疗脾大、慢性肝炎、肝硬化具有特效；耳内神经痛立效；治疗乳房疾病效佳；治疗麻木极效；治疗缺盆部位疼痛及肿瘤甚效。

【特效配伍】木斗穴、木留穴倒马针治疗上述各症特效；配足三重穴或侧三里穴、侧下三里穴治疗三叉神经痛、耳痛、舌强言语困难效佳。

【说明】本穴一般多与木斗穴倒马针运用，二穴组合可治疗上述诸症，尤其肝脾病方面极效，是调理肝脾之要穴，因此需要深入理解与正确掌握。

6. 六完穴

【标准定位】在第 4 跖骨与第 5 跖骨之间，距跖骨与趾骨关节 5 分处取穴（图 6-2-6）。

【解剖】肺之分支神经，肾之支神经。

【准确取穴】在足背，第 4 跖骨与第 5 跖骨之间，趾蹼缘后方 5 分处取穴。

【主治】偏头痛、止血（包括跌伤刀伤出血或打针血流不止）。

【操作】针深 3~5 分。

【穴性】清肺止血。

【特效作用】止血甚效；梅尼埃综合征效佳。

【特效配伍】六完穴、水曲穴、止涎穴、制污穴治疗出血病症；配足三重治疗梅尼埃综合征；配驷马穴治疗肩后侧痛。

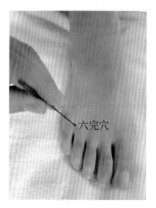

图 6-2-6　六完穴

【注意】哮喘、肺病、痰多、体弱患者均禁用此穴。

【说明】本穴主要用于止血的运用，临床中用之不是太多，所以作为了解穴位即可。

7. 水曲穴（又名马灵穴）

【标准定位】在第 4 跖骨与第 5 跖骨之间，距六完穴 1 寸处取穴（图 6-2-7）。

【解剖】肾之支神经，肺之分支神经。

【准确取穴】在足背，第 4 跖骨与第 5 跖骨底结合部的前方，循歧缝之间向上按压，压至尽处是穴。

【主治】腰痛，四肢水肿，腹胀，颈项神经痛，全身骨痛，肌肉萎缩、麻木，神经痛，妇科子宫病。

【操作】针深 0.5~1 寸。

【穴性】利水消肿，行气止痛。

【特效作用】耳鸣、眼痒特效；手腕疼痛或无力甚效；四肢水肿效佳；减肥也佳。

【特效配伍】配中白穴、中九里穴治疗耳鸣效佳；配门金穴治疗小腹胀；配土水穴、三其穴、足三重穴减肥消将军肚极效。

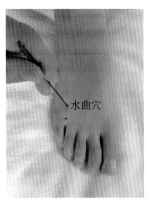

图 6-2-7　水曲穴

【说明】本穴与传统针灸之足临泣穴相近，董师又发挥出了新的功效，对上述诸症也确具疗效，因此需要掌握。

8. 火连穴

【标准定位】在第 1 跖骨内侧，距趾骨与跖骨关节 1.5 寸处取穴（图 6-2-8）。

【解剖】心之分支神经，肾之副支神经。

【准确取穴】在跖区，以跖趾关节为标志点，确定出跖趾关节，自跖趾关节后 1.5 寸，紧贴跖骨底缘取穴。

【主治】血压高而引起之头晕眼昏、心悸、心脏衰弱。

【操作】针深 5~8 分，针沿第 1 跖骨底缘刺入。

【穴性】平冲降逆，强心定悸。

【特效作用】前头痛、眉棱骨痛效佳；治疗腹痛及腹胀。

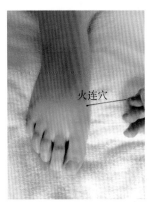

图 6-2-8　火连穴

【特效配伍】火连穴、火菊穴、火散穴同时下针，治疗主治中的各症及脑瘤、脑膜炎。

【注意】单足取穴，孕妇禁针。

【说明】本穴与传统针灸之太白相符，董师又发挥出了新的临床功效，对上述诸症有着确实的疗效，因此需要掌握。

【临床验案】靳某，男，31 岁。反复性前额痛已有 4 年，曾用中西药治疗效果不明显。自诉前额作痛绵绵不断，午后尤甚，剧痛时会延及两侧或头顶部，伴目胀、眩晕，时有恶心呕吐。本次发作 3 小时来诊，症状如前，舌苔薄白，脉沉细。诊断为前头痛。取用双侧本穴，针刺 5 分钟后疼痛即可缓解，20 分钟后诸症消失，连续治疗 5 次，随访半年未见复发。

9. 火菊穴

【标准定位】 在第 1 跖骨内侧，距火连穴 1 寸处取穴（图 6-2-9）。

【解剖】 心之分支神经，肾之分支神经。

【准确取穴】 在跖区，第 1 跖骨底的前下缘赤白肉
际之凹陷处取穴，紧贴骨缘定穴。

【主治】 手发麻、心悸、头晕、脚痛、高血压、头
昏脑涨、眼花、眼皮沉重、镜像扭转不灵。

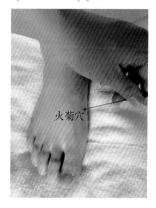
火菊穴

【操作】 针深 5~8 分。针与跖骨成直角，沿跖骨底
缘刺入。

【穴性】 清心泻火，清头明目。

【特效作用】 前头痛、眉棱骨痛、鼻骨痛甚效；头
昏脑涨、目眩、眼皮沉重、颈项扭转不灵效佳。

图 6-2-9 火菊穴

【特效配伍】 配内关治疗胃不和卧不安；配梁丘
穴、关元穴减肥；与火连穴、火散穴同时下针，治疗血压高引起之头晕眼昏、心
悸、心脏衰弱及脑瘤、脑膜炎。

【注意】 单脚取穴，孕妇禁针。

【说明】 本穴作用广泛，可治疗诸多症状，在临床均较为常用，因此是一个
重要穴位，需要全面掌握。

【临床验案】 梅某，女，48 岁。患者感头晕目眩及颈项部疲软无力 3 个月
余。患者无名原因地出现颈项部酸软无力，头昏脑涨，眼皮沉重之感，曾就诊于
当地县级医院，未查出器质性问题，中西医药物治疗未效，经朋友介绍来诊。检
查：舌淡胖，舌边有瘀点，苔薄白，脉沉细。治疗：火菊穴配火主穴，每日 1
次，共治疗 5 次诸症消失。

10. 火散穴

【标准定位】 在第 1 跖骨内侧，去趾骨与跖骨关节
3.5 寸处取穴（图 6-2-10）。

【解剖】 心之分支神经，肾之副支神经，六腑
神经。

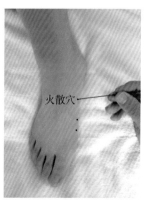
火散穴

【准确取穴】 在足内侧，踝前大骨（足舟骨粗隆）
之下方赤白肉际处。

【主治】 头痛、脑涨，眼角痛，肾亏，头晕、眼花
及腰酸背痛。

【操作】 针深 5~8 分，针横沿跖骨底缘针刺。

图 6-2-10 火散穴

【穴性】泻火滋阴，醒脑明目。

【特效作用】失眠特效；头痛、脑涨、头晕效佳。

【特效配伍】配搏球穴治疗脚转筋、眼发花；然谷穴点刺放血、针刺正筋穴、正宗穴、上瘤穴治疗脑震荡后遗症；配水相穴、门金穴治疗五更泻；与火连穴、火菊穴同时下针，治疗血压高引起之头晕眼昏、心悸、心脏衰弱及脑瘤、脑膜炎。

【注意】单足取穴，孕妇禁针。

【运用】火连、火菊、火散三穴可同时下针，主治以上各症及脑瘤、脑膜炎但要特别注意单足取穴，双足不可同时下针。

【说明】本穴与传统针灸之然谷穴相符，其功效也主要针对肾经之病，所以在临床较为常用。尤其与火连穴、火菊穴倒马针运用，治疗上述诸症更具特效，因此需要掌握。

11. 水相穴

【标准定位】在跟腱前缘凹陷处，当内踝尖直后2寸处是穴（图6-2-11）。

【解剖】肾之支神经，脑神经。

【准确取穴】在踝区，以内踝尖为标志点，从内踝尖向后2寸，于跟腱之前缘凹陷中取穴。

【主治】肾脏炎、四肢水肿、肾亏而引起之腰痛、脊椎骨痛、背痛、妇科产后风、白内障。

【操作】针深3~5分，或过量针亦可（即针沿跟腱前缘刺透）。

【穴性】补肾壮骨，利水消肿。

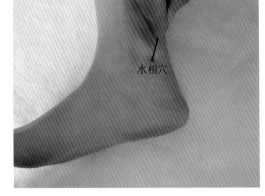

图6-2-11 水相穴

【特效作用】肾气亏虚诸症（如肾虚腰痛、肾虚牙痛、肾虚头痛眩晕、五更泻、男女生殖系统疾病等）极效；肾脏炎、水肿、蛋白尿等肾脏疾病甚效。

【特效配伍】配门金穴、火散穴治疗五更泻特效；配昆仑穴治疗腿足红肿、脚膝经年疼痛；配仆参穴、内庭穴治疗两足酸麻；配火腑海穴治疗耳痛；配下白穴、马金水穴治疗肾结石；配肾关穴、人皇穴治疗重影与飞蚊症；配复溜穴、水仙穴治疗手麻；配中白穴治疗前额痛。

【说明】本穴与传统针灸太溪相符，故以治疗肾相关的疾病为主，治疗作用广泛，疗效强，在临床十分广用，是临床重要穴位之一。

12. 水仙穴

【标准定位】在水相穴直下 2 寸处取穴（图 6-2-12）。

【解剖】肾之支神经，脑神经。

【准确取穴】在跟区，首先定出水相穴，然后再在水相穴直下 2 寸处取穴即可。

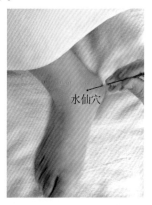

图 6-2-12　水仙穴

【主治】肾脏炎、四肢水肿、肾亏而引起之腰痛、脊椎骨痛、背痛、妇科产后风、白内障及肾亏之背痛。

【操作】针深 5 分。

【穴性】补肾壮骨，利水消肿。

【特效作用】肾气亏虚特效。

【特效配伍】与水相穴倒马针治疗水相穴之诸症。

【说明】本穴一般不单独用针，常作为水相穴的倒马针配用，临床用之较少，因此作为了解穴位即可。

13. 水晶穴

【标准定位】在内踝尖之直下 2 寸处取穴（图 6-2-13）。

【解剖】子宫神经。

【准确定穴】在踝区，以内踝尖为标志点，确定好标志点，然后自内踝尖向下 2 寸处取穴即可。

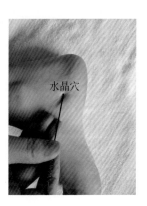

图 6-2-13　水晶穴

【主治】子宫炎、子宫胀、子宫瘤、小腹气肿胀闷。

【操作】针深 0.5~1 寸。

【穴性】调冲任，理胞宫。

【特效作用】对妇科子宫诸病及妇科小腹胀效佳。

【特效配伍】配足三重穴、妇科穴、还巢穴治疗子宫肌瘤、子宫腺肌症、子宫炎等效佳。

【说明】本穴是子宫病之专用穴，专用于子宫病的治疗，因此临床需要掌握。

14. 花骨一穴

【标准定位】在足底第 1 跖骨与第 2 跖骨之间，距趾间叉口 5 分一穴，又 5 分一穴，再 5 分一穴，再 8 分一穴，共 4 穴（图 6-2-14）。

【解剖】脾、肺、肾神经。

【准确取穴】在足底，首先充分暴露足底，于第 1 跖骨与第 2 跖骨之间取穴，距趾间叉口 5 分定第一穴，再连续 2 个 5 分各一穴，后再 8 分一穴。

【主治】沙眼、眼角红、眼皮炎、眼迎风流泪、怕光、眉棱骨痛、鼻骨疼痛、头痛、牙痛、耳鸣、耳聋。

【操作】针深0.5~1寸。

【穴性】清肝明目。

【特效作用】治疗眼疾特效。

【特效配伍】配上白穴或木穴或上三黄穴治疗眼疾。

【说明】本穴组在足底部，角质层厚，针刺极为敏感，加之取穴不方便，所以临床用之较少，仅作了解即可。

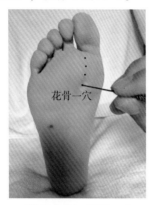

图 6-2-14　花骨一穴

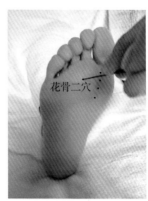

图 6-2-15　花骨二穴

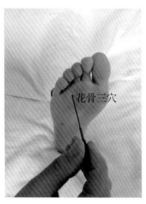

图 6-2-16　花骨三穴

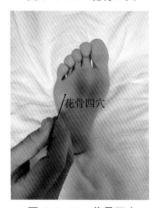

图 6-2-17　花骨四穴

15. 花骨二穴

【标准定位】在足底第2与第3跖骨之间，距趾间叉口1寸一穴，又5分一穴，共2穴（图6-2-15）。

【解剖】脾之神经。

【正确取穴】在足底，首先充分暴露足底，于第2跖骨与第3跖骨之间取穴，距趾间叉口1寸定第一穴，然后再后5分一穴。

【主治】手指无力，手臂痛。

【操作】针深0.5~1寸。

【穴性】健脾养血，濡养四肢。

【特效作用】治疗手指无力、手臂痛及手臂不举甚效。

【说明】本穴组在足底部，角质层厚，针刺极为敏感，加之取穴不方便，所以临床用之较少，仅作了解即可。

16. 花骨三穴

【标准定位】在足底第 3 跖骨与第 4 跖骨之间，距趾间叉口 2 寸处取穴（图 6-2-16）。

【解剖】脾之神经。

【准确取穴】在足底，首先充分暴露足底，于第 3 跖骨与第 4 跖骨之间取穴，距趾间叉口 2 寸处取穴。

【主治】腰痛，坐骨神经痛，脊椎骨痛。

【操作】针深 0.5~1 寸。

【穴性】通经活络，行气止痛。

【特效作用】治疗腰椎痛及坐骨神经痛效佳。

【特效配伍】与花骨四穴相配治疗上述各症。

【说明】本穴组在足底部，角质层厚，针刺极为敏感，加之取穴不方便，所以临床用之较少，仅作了解即可。

17. 花骨四穴

【标准定位】在足底第 4 跖骨与第 5 跖骨之间，距趾间叉口 1.5 寸处取穴（图 6-2-17）。

【准确取穴】在足底，首先充分暴露足底，于第 4 跖骨与第 5 跖骨之间取穴，距趾间叉口 2 寸处取穴。

【解剖】肺之神经。

【主治】脊椎骨痛、坐骨神经痛、小腹痛、胃痛、止血。

【操作】针深 0.5~1 寸

【穴性】通经活络，行气止痛。

【特效作用】治疗坐骨神经痛及小腹痛。

【特效配伍】与花骨三穴配穴治疗腰痛、坐骨神经痛。

【说明】本穴组在足底部，角质层厚，针刺极为敏感，加之取穴不方便，所以临床用之较少，仅作了解即可。

三、六六部位小结

六六部位为足掌部位，本部分总计 17 穴名，42 个穴位点。

本部穴位是比较特殊的，这一部位穴位的位置多数与传统针灸的某些穴位位置相符或相近。除了木斗穴，木留穴，水晶穴，花骨一、花骨二、花骨三、花骨四穴之外，其余的穴位均与传统针灸的某些穴位相符或相近。如果能够明确传统针灸穴位的主治功效，也就比较容易掌握董氏奇穴中这些穴位的临床功用。

火硬穴与传统针灸行间穴相近，其主要功效多从肝经及行间穴而论，是临床重要穴位；火主穴与传统针灸之太冲穴相近，其功用也多从肝经与太冲穴的功效发挥而用，是临床极为重要的穴位；门金穴与传统针灸的陷谷穴相近，因此本穴也多从胃经及陷谷穴发挥而用，也是临床极为重要穴位；木斗穴、木留穴在胃经上，此处传统针灸无穴位，填补了此处之空白。不仅可治疗脾胃疾病，而且董氏针灸将其发挥运用，其立足点应于木，作用于肝，主要用于肝脾同病的治疗，二穴临床功用非常多，疗效也极为肯定，故也是特别重要的穴位；六完穴与侠溪穴相近，但此处功效与传统针灸完全不一样，主要用于出血性疾病的治疗；水曲穴与传统针灸足临泣相近，董氏奇穴也发挥了新的功效，如腰痛、妇科病、小腹胀等疾病；火连穴与太白穴相近、火菊穴与公孙穴相近、火散穴与然谷穴相近，但是董氏奇穴均发挥出了新的功效；水相穴与太溪穴相符，其主治也相符；水仙穴与水泉穴相近，功效也相近，临床将水相穴与水仙穴常倒马针运用治疗肾虚诸症；水晶穴主要用于子宫疾病的治疗，为治疗子宫之专用穴；花骨穴组均在足底，足底角质层较厚，针刺较痛，加之取穴不便，因此临床用之较少，花骨一穴由 4 个点组成，主要用于五官科疾病，尤其眼疾最效。花骨二穴由 2 个点组成，主要治疗上肢。花骨三穴与花骨四穴分别各有 1 个穴点，花骨三穴治疗腰脊痛及坐骨神经痛，花骨四穴治疗坐骨神经痛及小腹痛，二穴常倒马针配用。四个穴点为足部全息，分别对应于头面五官、上肢、腹部、腰背及下肢。

第七章　七七部位（小腿部位）

一、七七部位总图（图7-1-1~图7-1-4）

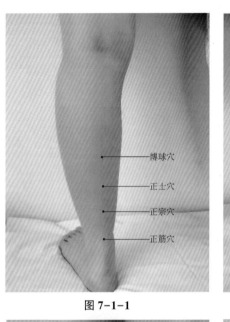

博球穴
正土穴
正宗穴
正筋穴

图7-1-1

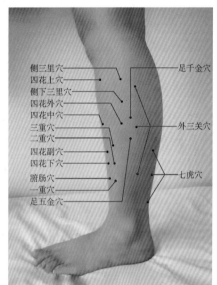

侧三里穴
四花上穴
侧下三里穴
四花外穴
四花中穴
三重穴
二重穴
四花副穴
四花下穴
腑肠穴
一重穴
足五金穴

足千金穴

外三关穴

七虎穴

图7-1-2

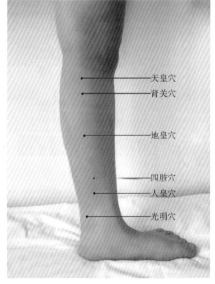

天皇穴
肾关穴

地皇穴

四肢穴
人皇穴
光明穴

图7-1-3

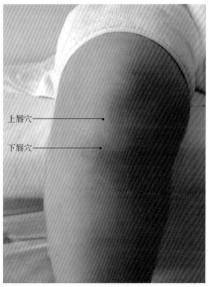

上唇穴
下唇穴

图7-1-4

二、七七部位穴位

1. 正筋穴

【标准定位】在足后跟筋正中央上，距足底 3.5 寸处取穴（图 7-2-1）。

【解剖】脊椎骨总神经，脑之总神经。

【准确取穴】在小腿后区，其穴正在足跟腱的中央上，自足底向上量 3.5 寸处取穴。

【主治】脊椎骨闪痛、腰痛（限脊椎部位）、颈项筋痛（扭转不灵）、脑骨胀大、脑积水。

【操作】针深 5~8 分（针透过筋效力尤佳）。体壮可坐位扎针，体弱应侧卧位扎针。

【穴性】通督醒脑，行气止痛，活血化瘀。

【特效作用】颈椎病及腰部竖脊肌疼痛特效；脑震荡后遗症及脑部肿瘤甚效。

【特效配伍】正筋穴、正宗穴配用治疗落枕、颈椎病、腰脊椎痛、急性腰扭伤均甚效；二穴配然谷穴点刺放血治疗脑外伤及脑震荡后遗症特效；二穴配上瘤穴治疗脑瘤；二穴配上三黄穴治疗癫痫；二穴配二角明穴治疗闪腰岔气；正筋、正宗、正士三穴倒马针治疗肩背痛。

【说明】本穴治疗头颈腰部疾病有着极为确实的作用，尤其与正宗穴或加用正士穴倒马针运用作用更强，因此本穴是临床重要穴位，需要全面的理解与掌握。

【临床验案】杨某，男，26 岁。1 年前因车祸外伤后不间断的头痛头晕。患者车祸伤导致蛛网膜下腔出血，经住院治疗后一直头痛、头晕，记忆力减退，曾中西药物注射及口服治疗，未效，经人介绍来诊。诊断为脑外伤后遗症。治疗：取用正筋穴、正宗穴、上瘤穴，隔日 1 次，共治疗 15 次，症状消失。

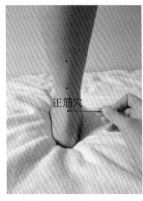

图 7-2-1　正筋穴

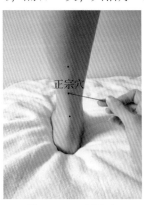

图 7-2-2　正宗穴

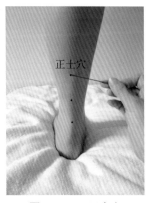

图 7-2-3　正士穴

2．正宗穴

【标准定位】在足后跟筋正中央上，距正筋穴2寸处取穴（图7-2-2）。

【解剖】脊椎骨总神经，脑之总神经。

【准确取穴】在小腿后区，其穴正在足跟腱的中央上，自足底向上量5.5寸（即正筋穴上2寸）处取穴。

【主治】脊椎骨闪痛、腰痛（限脊椎部位）、颈项筋痛（扭转不灵）、脑骨胀大、脑积水。

【操作】针深5~8分（针透过筋效力尤佳）。体壮可坐位扎针，体弱应侧卧位扎针。

【运用】正筋、正宗两穴相配同时下针。

【穴性】通督醒脑，行气止痛，活血化瘀。

【特效作用】颈椎病及腰部竖脊肌疼痛特效；脑震荡后遗症及脑部肿瘤甚效。

【特效配伍】正筋穴、正宗穴配用治疗落枕、颈椎病、腰脊椎痛、急性腰扭伤均甚效；二穴配然谷穴点刺放血治疗脑外伤及脑震荡后遗症特效；二穴配上瘤穴治疗脑瘤；二穴配上三黄穴治疗癫痫；二穴配二角明穴治疗闪腰岔气；正筋、正宗、正士三穴倒马针治疗肩背痛。

【说明】本穴治疗头颈腰部疾病有着极为确实的作用，尤其与正筋穴或加用正士穴倒马针运用作用更强，因此本穴是临床重要穴位，需要全面的理解与掌握。

3．正士穴

【标准定位】在足后跟筋正中央上，距正宗穴2寸处取穴（图7-2-3）。

【解剖】肺之分支神经，脊椎骨总神经。

【准确取穴】在小腿后区，其穴正在足跟腱的中央上，自足底向上量7.5寸（即正宗穴上2寸）处取穴。

【主治】肩背痛、腰痛、坐骨神经痛。

【操作】针深0.5~1寸。

【穴性】通经活络，舒筋止痛。

【特效作用】治疗背痛、腰痛效佳。

【特效配伍】与正筋穴、正宗穴倒马针治疗颈痛、腰脊痛；与搏球穴倒马针治疗背痛。

【说明】本穴主要用于腰背痛的治疗，临床多与他穴倒马针配用，用于上述诸症的治疗，因此本穴也是临床重要穴位，需要掌握。

4．搏球穴

【标准定位】在正士穴上2.5寸处，即腓肠肌下缘处（图7-2-4）。

【解剖】心之分支神经，肺之副神经。

【准确取穴】在小腿后区，在腓肠肌两肌腹与肌腱交角处下1.5寸（即正士穴直上2.5寸）处取穴。

【主治】腿转筋、霍乱、腰酸背痛、鼻出血。

【操作】平卧，针深1~2寸，以针尖抵骨效力最佳。

【运用】与四花中穴配用，主治霍乱转筋及肾亏。

【穴性】舒筋解痉。

【特效作用】腰连背痛效佳；腿抽筋极效。

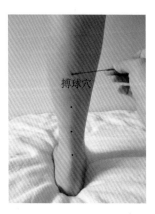

图7-2-4　搏球穴

【特效配伍】与正士穴倒马针治疗背痛及腰背痛效佳；与承山穴倒马针治疗腿抽筋极效；配少商穴点刺放血、针上星穴治疗鼻子出血。

【说明】本穴在治疗腰腿痛方面有较好的作用，尤其与正士穴倒马针运用，在临床中常用，因此需要掌握。

5. 一重穴

【标准定位】在外踝尖直上3寸，向前横开1寸处取穴（图7-2-5）。

【解剖】心之分支神经，肺之分支神经，脾神经。

【准确取穴】在小腿外侧，以外踝尖为标志点，向上量3寸，紧贴腓骨前缘取穴即可。

【主治】甲状腺肿大（心脏病引起）、眼球突出、扁桃体炎、口㖞眼斜（面神经麻痹）、偏头痛、瘤块、肝病、脑瘤、脑膜炎。

【操作】针深1~2寸。

【穴性】活血化瘀，通经活络。

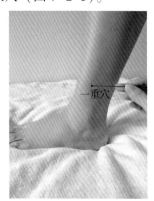

图7-2-5　一重穴

【特效作用】面瘫特效；乳腺疾病甚效；甲状腺疾病极效；偏头痛、三叉神经痛效佳；中风后遗症、脑震荡后遗症效佳；脾大、肝硬化效佳；凡瘀滞疾病均可以本穴组为主穴。

【特效配伍】一重穴、二重穴、三重穴倒马针配用治疗上述各症基本方，并是特效针；足三重穴配灵骨穴、大白穴治疗中风后遗症特效；配木斗穴、木留穴治疗肝脾肿大及舌强言语困难极效；三重穴配驷马穴或外三关穴或通关穴、通山穴、通天穴治疗甲状腺功能亢进及甲状腺瘤特效；足三重穴配三泉穴治疗面瘫效佳；足三重穴配外三关穴治疗各种肿瘤性疾病；足三重穴配四花中穴治疗行走困难；足三重穴配开四关穴、内关穴治疗乳腺疾病；足三重穴配水晶穴、妇科穴、还巢穴治疗子宫肌瘤效佳；配木斗穴、木留穴与上三黄穴交替运用治疗肝脾肿大极效。

【说明】一重穴不单独用针，均与二重穴、三重穴倒马针运用，为董氏奇穴之常用穴、特效穴、要穴，其特性为活血化瘀，凡需要活血化瘀的疾病均可运用本穴组，因此本穴组临床极为重要，需要深入理解，全面掌握。

【临床验案】庞某，男，41岁。患者颈部弥漫性肿大1年余。患者于1年前出现颈粗、对称性弥漫性肿大就诊于某院，经检查确诊为单纯性甲状腺肿大，经人介绍来诊。检查：心、肺正常，营养良好，肿大的甲状腺界限明显，基底不清，推之可微动，质柔软，吞咽时肿块随之上下移动，苔薄白，脉浮缓。诊断为瘿气（单纯性甲状腺肿大）。治疗：取用足三重穴、灵骨穴、火主穴，隔日1次，共治疗20次，临床基本治愈。

6. 二重穴

【标准定位】在一重穴直上2寸处是穴（图7-2-6）。

【解剖】心之分支神经，肺之分支神经，脾神经。

【准确取穴】在小腿外侧，以外踝尖为标志点，向上量5寸（即一重穴直上2寸），紧贴腓骨前缘取穴即可。

【主治】甲状腺肿大（心脏病引起）、眼球突出、扁桃体炎、口喝眼斜（面神经麻痹）、偏头痛、痞块、肝病、脑瘤、脑膜炎。

【操作】针深1~2寸。

【穴性】活血化瘀，通经活络。

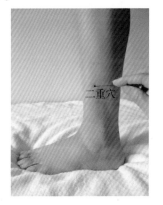

图7-2-6 二重穴

【特效作用】面瘫特效；乳腺疾病甚效；甲状腺疾病极效；偏头痛、三叉神经痛效佳；中风后遗症、脑震荡后遗症效佳；脾大、肝硬化效佳；凡瘀滞疾病均可以本穴组为主穴。

【特效配伍】一重穴、二重穴、三重穴倒马针配用治疗上述各症基本方，并是特效针；足三重穴配灵骨穴、大白穴治疗中风后遗症特效；配木斗穴、木留穴治疗肝脾肿大及舌强言语困难极效；三重穴配驷马穴或外三关穴或通关穴、通山穴、通天穴治疗甲状腺功能亢进及甲状腺瘤特效；足三重穴配三泉穴治疗面瘫效佳；足三重穴配外三关穴治疗各种肿瘤性疾病；足三重穴配四花中穴治疗行走困难；足三重穴配开四关穴、内关穴治疗乳腺疾病；足三重穴配水晶穴、妇科穴、还巢穴治疗子宫肌瘤效佳；配木斗穴、木留穴与上三黄穴交替运用治疗肝脾肿大极效。

【说明】二重穴不单独用针，均与一重穴、三重穴倒马针运用，为董氏奇穴之常用穴、特效穴、要穴，其特性为活血化瘀，凡需要活血化瘀的疾病均可运用本穴组，因此本穴组临床极为重要，需要深入理解，全面掌握。

【临床验案】吴某，男，51 岁。左侧偏瘫半年余。患者于半年前突发昏迷、偏瘫、失语，急诊入院，诊断为脑出血，经中西医治疗病情逐渐好转，精神恢复，能言语，但语言不流畅，左侧上下肢失用。曾选择多处针灸、推拿、中药等方法施治，虽有好转，但恢复缓慢，故经患者介绍来诊。检查见：左上肢肌肉稍萎缩，前臂屈曲，不能伸直；左肩臂下垂，不能上抬，左手指半屈曲；右手扶拐且须他人搀扶能走十几步。舌质淡暗，苔厚腻，脉沉细。诊断为中风后遗症。治疗：取用健侧木火穴、灵骨穴、大白穴、足三重穴、中九里穴，双侧肾关穴，隔日 1 次，经治疗 5 次后，不用搀扶，自己扶拐可行走 100 多米。15 次后走路可不用扶拐，20 次后能够慢跑，上臂能抬高 90°以上，前臂能够伸直。

7. 三重穴

【标准定位】在二重穴直上 2 寸处是穴（图 7-2-7）。

【解剖】心之分支神经，肺之分支神经，脾神经。

【准确取穴】在小腿外侧，以外踝尖为标志点，向上量 7 寸，紧贴腓骨前缘取穴即可。

【主治】甲状腺肿大（心脏病引起）、眼球突出、扁桃体炎、口喝眼斜（面神经麻痹）、偏头痛、痞块、肝病、脑瘤、脑膜炎。

【操作】针深 1~2 寸。

【运用】三穴同时下针（即所谓回马针），为治上述各症之特效针。

【穴性】活血化瘀，通经活络。

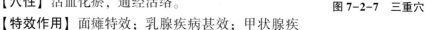

图 7-2-7 三重穴

【特效作用】面瘫特效；乳腺疾病甚效；甲状腺疾病极效；偏头痛、三叉神经痛效佳；中风后遗症、脑震荡后遗症效佳；脾大、肝硬化效佳；凡瘀滞疾病均可以本穴组为主穴。

【特效配伍】一重穴、二重穴、三重穴倒马针配用治疗上述各症基本方，并是特效针；足三重穴配灵骨穴、大白穴治疗中风后遗症特效；配木斗穴、木留穴治疗肝脾肿大及舌强言语困难极效；三重穴配驷马穴或外三关穴或通关穴、通山穴、通天穴治疗甲状腺功能亢进及甲状腺瘤特效；足三重穴配三泉穴治疗面瘫效佳；足三重穴配外三关穴治疗各种肿瘤性疾病；足三重穴配四花中穴治疗行走困难；足三重穴配开四关穴、内关穴治疗乳腺疾病；足三重穴配水晶穴、妇科穴、还巢穴治疗子宫肌瘤效佳；配木斗穴、木留穴与上三黄穴交替运用治疗肝脾肿大极效。

【说明】三重穴不单独用针，均与一重穴、二重穴倒马针运用，为董氏奇穴

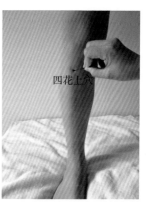

之常用穴、特效穴、要穴，其特性为活血化瘀，凡需要活血化瘀的疾病均可运用本穴组，因此本穴组临床极为重要，需要深入理解，全面掌握。

8. 四花上穴

【标准定位】当外膝眼之下方3寸，在胫骨前肌与长总趾伸肌起始部之间陷中取穴（图7-2-8）。

【解剖】肺支神经，心支神经。

【准确取穴】在小腿外侧，犊鼻穴下3寸，紧贴胫骨前肌上取穴（与足三里相平行，在足三里内侧）。

【主治】哮喘、牙痛、心悸、口内生瘤、头晕、心肌炎、抽筋、霍乱。

【手术】针深2～3寸。针深1.5～2寸治哮喘，针深3寸治心脏病。

【运用】四花上穴配搏球穴治转筋霍乱，此时四花上穴须针深3寸。

【穴性】健脾和胃，补益气血，扶正培元。

图7-2-8　四花上穴

【特效作用】胃肠消化系统疾病之要穴、哮喘要穴、心脏病之要穴；面瘫特效穴；颞颌关节紊乱甚效；上牙痛效穴；气血不足之常用要穴。

【特效配伍】四花上穴配四花中穴治疗上述各症均甚效；配膈俞穴治疗消化系统出血；配天皇穴治疗小便不利及水肿；配驷马穴、迎香穴治疗过敏性鼻炎；配肾关穴、明黄穴治疗过敏性哮喘；配门金穴治疗胃痛极效。

【说明】四花上穴与传统针灸穴位足三里十分相近，四花上穴紧贴胫骨进针，其功效更为强大。传统足三里就是临床重要穴位，临床有"百病莫忘足三里"之说，因此四花上穴就十分重要，是临床重要穴位，需要认真理解，全面掌握。

【临床验案】王某，男，14岁。患者有哮喘病史5年余，本次又突然气短、胸闷、坐位喘息不止。检查见：颜面灰白，口唇发绀，舌淡苔白，脉紧滑，听诊双肺上野可闻及喘鸣，呼吸音延长。诊为寒实性哮喘。治疗：取用3寸毫针，分天、人、地三部施以徐疾泻法，3分钟后症状基本消失。

9. 四花中穴

【标准定位】在四花上穴直下4.5寸处取穴（图7-2-9）。

【解剖】心之分支神经，肺之支神经，心脏之支神经，六腑之副神经。

【准确取穴】在小腿外侧，以四花上穴为标志点，先找到四花上穴，自四花上穴直下4.5寸（近于传统针灸条口穴）处取穴即可。

【主治】哮喘、眼球病、心肌炎、心脏血管硬化（心两侧痛）、心脏停搏（胸闷、坐卧不安）、急性胃痛、骨骼胀大、肺积水、肺结核、肺瘤、肺气肿、肩胛痛、臂弯痛、食指痛、消骨生肌。

【操作】三棱针刺出血治心脏血管硬化、急性胃痛、肠炎、胸部发闷、肋膜炎。用毫针针深 2~3 寸治哮喘、眼球痛。

【穴性】健脾和胃，补益气血，扶正培元。

【特效作用】治疗五十肩效佳；肩胛痛、肘弯痛、食指痛极效；余与四花上穴相同。

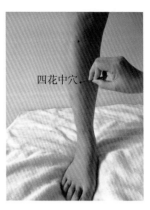

图 7-2-9　四花中穴

【特效配伍】与四花上穴配伍治疗上述各症；配四花外穴处瘀络点刺放血为用治疗多种慢性脏腑系统疾病。

【说明】本穴在传统针灸足阳明经脉上，足阳明经多气多血，气血充盛，临床十分重要，本穴近于条口穴，条口穴也是临床重要穴位，因此四花上穴就运用十分广泛，尤其点刺放血运用，治症更广，可波及诸多的顽症痼疾，故本穴是临床十分重要的穴位，需要深入理解，全面掌握。

【临床验案】张某，女，48 岁。右肩疼痛月余，曾经他法治疗未效来诊。症见右肩外展受限，后伸、前曲时疼痛加重。取用 3 寸毫针，直刺 2.5 寸，先钊健侧，后针患侧，留针 30 分钟，起针后疼痛明显缓解，治疗 5 次诸症消失。

10. 四花副穴

【标准定位】在四花中穴直下 2.5 寸处取穴（图 7-2-10）。

【解剖】心之分支神经，肺之支神经，心脏之支神经，六腑之副神经。

【准确取穴】在小腿外侧，以四花中穴为标志点，先找到四花中穴，再直下 2.5 寸取穴。

【主治】哮喘、眼球病、心肌炎、心脏血管硬化（心两侧痛）、心脏停搏（胸闷难过，坐卧不安）、急性胃痛、骨骼胀大、肺积水、肺结核、肺瘤、肺气肿、肩胛痛、臂弯痛、食指痛、消骨生肌。

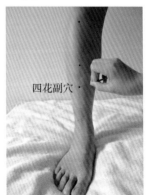

图 7-2-10　四花副穴

【操作】三棱针刺出黑血，治心脏血管硬化、心脏停搏、急性胃痛、肠胃炎。

【运用】四花副穴与四花中穴配合使用，治以上诸症，立见其效。但扎针时，对正血管（不论在穴之左右）下刺，以能见黑血为准。

【穴性】健脾和胃，补益气血，扶正培元。

【特效作用】与四花中穴功效相似，临床主要以点刺放血为主。

【特效配伍】与四花中穴倒马针治疗上述诸症特效。

【说明】本穴是董氏针灸刺血所用的重要穴位，刺血可以治疗诸多顽症痼疾，尤其与四花中穴、四花外穴合用，作用十分广泛，因此本穴也需要掌握和理解。

11. 四花下穴

【标准定位】在四花副穴直下 2.5 寸处取穴（图 7 2 11）。

【解剖】六腑神经，肺之副神经，肾之副神经。

【准确取穴】在小腿外侧，以四花副穴为标志点，首先定出四花副穴，于四花副穴直下 2.5 寸处取穴。

【主治】肠炎、腹部胀、胸胀、胃痛、水肿、睡中咬牙、骨骼胀大。

【操作】针深 0.5~1 寸（用细毫针）。

【穴性】通腑化滞，行气止痛。

【特效作用】肠胃之疾特效。

【特效配伍】与腑肠穴配用主治以上各症具有特效，二针并用亦称削骨针，治疗骨刺，尤对膝关节与足跟关节骨刺疗效佳。

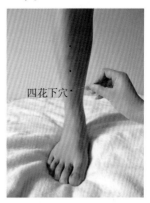

图 7-2-11　四花下穴

【说明】本穴以治疗肠胃疾病为主，尤其肠道疾病更为特效，常与腑肠穴倒马针运用可治疗各种腹泻，因此本穴也是临床重要穴位。

【临床验案】夏某，男，41 岁。腹胀、腹泻 3 天，每日 5~7 次，大便稀且带黏液，无脓血，脐周微痛，诊断为急性泄泻（急性肠炎）。治疗：取用四花下穴、腑肠穴、肠门穴、门金穴，第 2 日复诊腹痛消失，大便次数减少，共治疗 3 次症状消失。

12. 腑肠穴

【标准定位】在四花下穴直上 1.5 寸处取穴（图 7-2-12）。

【解剖】六腑神经，肺之副神经，肾之副神经，心脏之副神经。

【准确取穴】在小腿外侧，以四花下穴为标志点，先找到四花下穴，在四花下穴直上 1.5 寸处取穴。

【主治】肠炎、腹部胀、胸胀、胃痛、水肿、睡中咬牙、骨骼胀大。

【操作】针深 0.5~1 寸（用细毫针）。

【运用】通常为四花下穴之配穴，效力迅速，但不

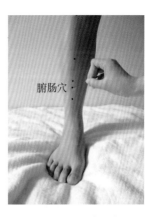

图 7-2-12　腑肠穴

单独用针。

【穴性】通腑化滞，行气止痛。

【特效作用】肠道疾病特效。

【特效配伍】与四花下穴倒马针运用主治以上各症特效，尤其肠炎及腹胀；腑肠穴、四花下穴配门金穴治疗各种肠炎腹泻、腹痛；腑肠穴配外三关穴能治疗红肿的青春痘。

【说明】本穴偏于下焦的位置，因此其治效重在肠道疾病，尤其与四花下穴倒马针运用治疗肠道疾病具有特效，因此本穴在临床也极为常用，则是需要掌握的穴位。

13. 四花里穴

【标准定位】在四花中穴向里横开 1.2 寸，至胫骨外缘处取穴（图 7-2-13）。

【解剖】心之支神经，肺之区支神经。

【准确取穴】在小腿内侧，以四花中穴为标志点，首先确定好四花中穴，然后再向里横开 1.2 寸处取穴。

【主治】肠胃病、心脏病、心悸、转筋霍乱（呕吐）、心脏停搏。

【操作】针深 1.5~2 寸。

【穴性】健脾和胃，补益气血。

【特效作用】膝关节增生效佳；心脏病效佳。临床主要以这一部位瘀络刺血为用。

【特效配伍】与四花中穴、四花上穴配伍运用治疗上述诸症。

【说明】本穴是四花穴组用之最少的穴位，临床主要刺血为用，可以仅作为了解穴位即可。

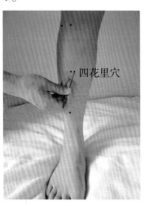

图 7-2-13　四花里穴

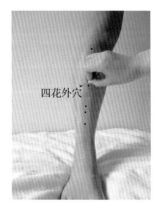

图 7-2-14　四花外穴

14. 四花外穴

【标准定位】在四花中穴向外横开 1.5 寸处取穴（图 7-2-14）。

【解剖】肺之支神经，六腑神经。

【准确取穴】在小腿外侧，以四花中穴为标志点，首先定出四花中穴，然后再向外横开 1.5 寸处取穴。

【主治】急性肠炎、牙痛、偏头痛、面瘫、肋膜痛。

【操作】针深 1~1.5 寸。

【运用】用三棱针扎出黑血，治急性肠胃炎、肋膜痛、胸部发胀、哮喘、坐骨神经痛、肩臂痛（针刺患侧穴位）、耳痛、慢性鼻炎、头痛、高血压。

【穴性】活血祛风，通经止痛。

【特效作用】点刺放血能治疗上述各症特效。

【特效配伍】与四花中穴范围区瘀络点刺放血，治疗上述诸症具有特效，本穴区点刺放血是董氏针灸重要刺血部位，尤对慢性顽症痼疾具有重要作用。

【说明】本穴是董氏针灸重要的刺血部位，在此穴区点刺放血可以治疗诸多顽症痼疾，因此本穴也是临床重要穴位，需要深入理解和全面掌握。

15. 上唇穴

【标准定位】在膝盖正下缘膑骨韧带上（图 7-2-15）。

【解剖】属经外奇穴。

【准确取穴】在膝区，在膝盖正下方之边缘，髌骨韧带上。

【主治】唇痛、白口症。

【操作】用三棱针刺膝盖下缘髌骨韧带及其附近，使其出黑血，立即见效。

【穴性】清热泻火，利咽消肿。

【特效作用】唇炎及口舌生疮具有特效。

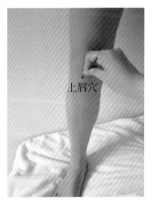

上唇穴

图 7-2-15　上唇穴

【特效配伍】与下唇穴配用治疗上述各症具有特效，主要以穴区瘀络点刺放血为主；在此穴区点刺放血配失音穴治疗舌强难言、失音。

【说明】本穴则是以刺血为用的穴位，其治效具有特效性，与下唇穴同用对唇炎及口舌生疮则有特效的作用，因此应掌握本穴。

【临床验案】周某，女，40 岁。患者经常反复出现口周干燥裂口、蜕皮现象，曾多种方法治疗而乏效。本次 5 天前又出现上述症状而来诊。治疗：取上唇、下唇穴点刺放血，隔日 1 次，共治疗 3 次，症状消失，随访半年未见复发。

16. 下唇穴

【标准定位】在膝盖正下缘约 1 寸处取穴（图 7-2-16）。

【解剖】属经外奇穴。

【准确取穴】在膝区，以上唇穴为标志点，首先定出上唇穴，然后自上唇穴直下 1 寸取穴即可。

【主治】唇痛、白口症。

【操作】用三棱针刺膝盖下缘髌骨韧带及其附近，使其出黑血，立即见效。

【穴性】清热泻火，利咽消肿。

【特效作用】唇炎及口舌生疮具有特效。

【特效配伍】与上唇穴配用治疗上述各症具有特效，主要以穴区瘀络点刺放血为主；在此穴区点刺放血配失音穴治疗舌强难言、失音。

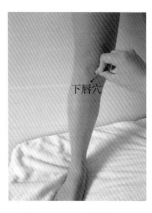

图 7-2-16　下唇穴

【说明】本穴则是以刺血为用的穴位，其治效具有特效性，与上唇穴同用对唇炎及口舌生疮则有特效的作用，因此应掌握本穴。

17.　天皇穴

【标准定位】在胫骨头之内侧，距膝关节 2.5 寸处取穴（图 7-2-17）。

【解剖】肾之神经，六腑神经，心之分支神经。

【准确取穴】在小腿内侧，用拇指沿着胫骨内缘由下往上推，至拇指抵膝关节下时，胫骨向内上弯曲的凹陷中取穴。

【主治】胃酸过多、反胃（倒食症）、肾脏炎、糖尿病、蛋白尿。

【操作】针深 0.5~1 寸。

【运用】与天皇副穴配合治疗倒食症、胃酸过多。

【穴性】健脾补肾，降逆通滞。

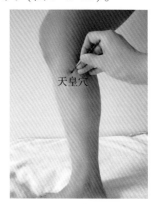

图 7-2-17　天皇穴

【特效作用】小便不利、水肿极效；心脏病及心脏病引起的头晕、头痛、失眠极效；高血压效佳；肩痛及臂痛甚效。

【特效配伍】下三皇（天皇穴配地皇穴、人皇穴）治疗上述诸症甚效；配四花上穴治疗小便不利及水肿甚效；配腕顺一穴治疗落枕效佳。

【注意】不宜灸，孕妇禁针。

【说明】本穴是董氏针灸补肾的重要穴位，并是下三皇组合中的一针，运用广泛，可治疗诸多疾病，故是临床重要穴位，需要掌握。

【临床验案】白某，男，36 岁。患者感心口灼热，经常酸液反流，口吐酸水有半年余，曾于当地医院检查并治疗，检查诊断为慢性糜烂性胃炎，幽门螺旋杆菌（++），西药三联治疗数次，其症状不缓解。治疗：取用天皇穴、肾关穴、经

1次治疗后即有所改善，治疗10次后诸症消失。并嘱患者合理饮食，作息规律，减轻工作压力，随访半年未见复发。

18. 天皇副穴（肾关穴）

【标准定位】在胫骨头之内侧，天皇穴直下1.5寸处取穴（图7-2-18）。

【解剖】六腑神经。

【准确取穴】在小腿内侧，以天皇穴为标志点，首先找到天皇穴，然后再在天皇穴直下1.5寸处取穴。

【主治】眼球喎斜、散光、贫血、癫痫病、神经病、眉棱骨痛、鼻骨痛、头晕、肾亏所引起之坐骨神经痛、腰酸（若诊断肾亏所引起的，即可见效）、近视、多泪、两腿无力、臂麻、心刺痛、胸口痛、胃酸过多、倒食症。

【操作】针深0.5~1寸。

【运用】通常为天皇穴之配针，治疗倒食症、胃酸过多。

【穴性】大补元气，滋补肝肾。

【特效作用】一切肾亏诸疾具有特效；肩臂痛及肩臂不举具有特效。

【特效配伍】配光明穴治疗飞蚊症、重影甚效；配太阳点刺放血治疗斜视、散光甚效；配马快水穴或水通穴、水金穴治疗尿频、夜尿频多甚效；配曲陵穴或足五金穴、足千金穴治疗肩臂不举特效；配四肢穴治疗四肢痛及麻木极效。

【说明】本穴作用极为广泛，可治疗诸多的疾病，尤其补肾的功效十分强大，是调补肾气最重要的穴位，故本穴是全身要穴之一，需要深入理解和全面的掌握。

【临床验案】谭某，男，55岁。患者尿频、尿急、夜尿频多2年余。患者无名原因渐出现夜尿多、尿急、尿频之症状，曾多次检查未查出相关器质性问题，多次服用中药，效不佳。治疗：取用肾关穴、人皇穴、马快水穴，每日1次，治疗3次后症状基本消失，共治疗7次，诸症消失。

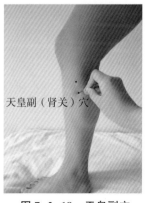

图7-2-18　天皇副穴

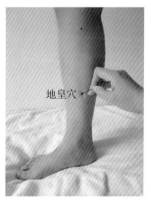

图7-2-19　地皇穴

19. 地皇穴

【标准定位】在胫骨内侧后缘，去内踝 7 寸处取穴（图 7-2-19）。

【解剖】肾之神经。

【准确取穴】在小腿内侧，以内踝标志点，从内踝上 7 寸，胫骨内侧缘后际取穴。

【主治】肾脏炎，四肢水肿，糖尿病，淋病，阳痿、早泄、遗精、滑精、梦遗，小便蛋白尿，小便出血，子宫瘤，月经不调，腰痛。

【操作】针与腿约呈 45°刺入，针深 1~1.8 寸。

【穴性】行气化水，疏理下焦，补益肾气。

【特效作用】主治肾气亏虚诸症。

【特效配伍】常作为肾关穴、人皇穴的配针，可治疗脾肾诸疾重症，如痛风、糖尿病、甲状腺疾病、红斑狼疮、肾炎等疾病。

【注意】孕妇禁针。

【说明】本穴在临床一般不单独用针，而是常作为下三皇的组合针，用于调补肾气。因此本穴在临床中较为常用，需要掌握和理解。

【临床验案】田某，男，32 岁。阳痿 2 年余，起初举而不坚、早泄，而逐渐出现完全不能勃起，曾经多次中药治疗，乏效，因此情绪悲观，并导致夫妻关系不和。患者感腰骶酸软无力，畏寒，性生活冷淡，勃起困难。见面色苍白，舌质淡苔薄，脉沉细无力。此患者为命门火衰，精气虚寒而成阳痿。治疗：取用肾关穴、地皇穴、人皇穴，加用命门艾灸，每日 1 次，经治疗 10 次后基本恢复正常，继续巩固治疗 10 次，一切如常。

20. 四肢穴

【标准定位】当胫骨内侧后缘，在内踝上 4 寸处取穴（图 7-2-20）。

【解剖】心之支神经，四肢神经，肾之分支神经。

【准确取穴】在小腿内侧，以内踝为标志点，从内踝上 4 寸，胫骨内侧缘后际处取穴。

【主治】四肢痛、颈项痛、糖尿病。

【操作】针深 0.6~1.2 寸。

【穴性】健脾行气，通经活络。

【特效作用】主要用于四肢痛及麻木、肘痛、肩痛。

【特效配伍】配肾关治疗肘痛、肩痛、颈项痛；配人皇穴治疗手脚疼痛麻木、手腕痛、脚腕疼痛麻木。

【注意】孕妇禁针。

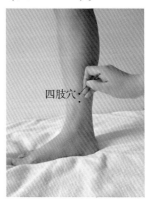

四肢穴

图 7-2-20 四肢穴

【说明】本穴一般不单独用针，常与肾关穴或者人皇穴倒马针运用治疗四肢疼痛麻木相关疾病，因此临床中需要掌握。

【临床验案】孙某，女，27岁。食指、中指、无名指因外伤出血疼痛2天来诊。治疗：取用五虎一穴、五虎二穴、四肢穴、人皇穴，一次治疗后症状即缓解，共治疗3次疼痛基本消失。

21. 人皇穴

【标准定位】当胫骨之内侧后缘，在内踝上3寸处取穴（图7-2-21）。

【解剖】肾之分支神经。

【准确取穴】在小腿内侧，以内踝为标志点，确定出内踝，然后从内踝边缘上3寸，胫骨内侧缘后际处取穴。

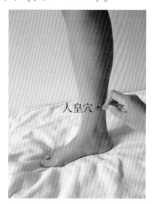

图7-2-21 人皇穴

【主治】淋病，阳痿、早泄、遗精、滑精，腰脊椎骨痛，颈项痛，头晕，手麻，糖尿病，小便蛋白尿，小便出血，肾脏炎，肾亏腰痛。

【操作】针深0.8~1.2寸。

【穴性】健脾益肾，通经化湿，疏理下焦。

【特效作用】脾肾双补，凡脾肾亏虚诸疾即是首选穴位。

【特效配伍】与天皇穴或肾关穴、地皇穴配用治疗上述诸症特效；配上三黄穴美容效佳。

【注意】孕妇禁针。

【说明】本穴近于传统针灸的三阴交，三阴交就是传统针灸的重要穴位，作用十分广泛，而在董氏奇穴中将本穴与其他穴位合用构成了下三皇，作用更为广泛，所以本穴极为重要，需要深入理解，全面掌握。

【临床验案】高某，女，39岁。双眼有小飞物半年余。患者于半年前无名原因眼前出现小飞物，时轻时重，曾于医院检查，诊断为生理性飞蚊症。口服维生素E、维生素C、谷维素等药物，并滴用眼药，未见其效，其症状越来越重，故来诊。治疗：肾关穴、人皇穴、光明穴，隔日1次，共治疗7次诸症消失。

22. 侧三里穴

【标准定位】在腓骨前缘，即四花上穴向外横开1.5寸处取穴（图7-2-22）。

【解剖】肺之分支神经，牙神经。

【准确取穴】在小腿外侧，以四花上穴为标志点，首先定出四花上穴，然后自本穴向外开1.5寸处取穴。

【主治】牙痛、面瘫。

【操作】针刺 0.5~1 寸。

【穴性】活血祛瘀，行气止痛。

【特效作用】牙痛极效；手腕痛、肘痛、臂痛特效；面瘫、面痉挛、面痛效佳。

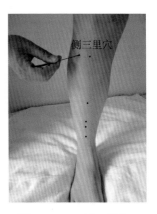

側三里穴

【特效配伍】侧三里穴、侧下三里穴同用治疗上述诸症均具特效。

【说明】本穴一般不单独用针，多与侧下三里穴倒马针运用，可治疗诸多的疾病，尤其对面部疾病、牙痛及侧身部疾病有着极佳的疗效，所以本穴在临床非常重要，应当正确地理解与全面地掌握。

图 7-2-22　侧三里穴

【临床验案】李某，女性，56 岁。左手腕部桡侧疼痛 1 年余，逐渐加重，伴腕部乏力，活动功能受限，在某院诊断为腱鞘炎，并治疗，未见其效，经人介绍来诊。检查见：桡骨茎突部压痛明显，腕部向尺侧倾斜时疼痛剧烈。治疗：取用侧三里穴、侧下三里穴，五虎一穴、五虎二穴，经治疗 5 次后痊愈。

23. 侧下三里穴

【标准定位】在腓骨前缘，即侧三里穴直下 2 寸处取穴（图 7-2-23）。

【解剖】肺之分支神经，牙神经。

【准确取穴】在小腿外侧，以侧下三里穴为标志点，首先定出侧三里穴，然后自侧三里穴直下 2 寸处定穴。

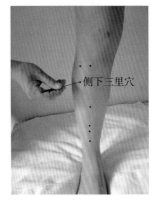

側下三里穴

【主治】牙痛、面瘫。

【操作】针深 0.5~1 寸。

【运用】侧三里穴与侧下三里穴同时取用，但单足取穴。治左取右穴；治右取左穴。

【穴性】活血祛瘀，行气止痛。

【特效作用】牙痛极效；手腕痛、肘痛、臂痛特效；面瘫、面痉挛、面痛效佳。

图 7-2-23　侧下三里穴

【特效配伍】侧三里穴、侧下三里穴同用治疗上述诸症均具特效。

【说明】本穴多与侧三里穴倒马针运用，可治疗上述诸症具有特效，因此与侧三里穴均成为临床重要穴位，需要深入理解与全面掌握。

【临床验案】靳某，男，28 岁。右侧上第 2、第 3 磨牙疼痛 3 天。患者 3 天前出现疼痛，自前夜间症状出现加重，发作呈阵发性剧烈跳痛，夜间尤重，影响睡眠和饮食。曾口服止痛药和消炎药物，也行针灸治疗，疼痛未止。检查：右侧第 2、第 3 磨牙颌面均有呈黑色较深的龋洞。治疗：侧三里、侧下三里、内庭、下关穴，20 分钟疼痛基本消失，第 2 日复诊疼痛完全消失，继再巩固 1 次。

24.　足千金穴

【标准定位】在腓骨前缘，即侧下三里穴向后横开 5 分再直下 2 寸处取穴（图 7-2-24）。

【解剖】肺之支神经，肾之分支神经，喉侧（甲状腺）神经。

【准确取穴】在小腿外侧，以侧下三里穴为标志点，自侧下三里穴先向外横开 5 分然后再直下 2 寸，在腓骨前缘处取穴。

【主治】急性肠炎、鱼骨刺住喉管、肩及背痛、喉咙生疮、喉炎（火蛾病）、扁桃体炎、甲状腺肿。

【操作】针深 0.5~1 寸。

【穴性】清肺热，利咽喉，祛瘀滞，通经络。

【特效作用】咽喉疾病特效；肩臂不举甚效；甲状腺疾病效佳。

【特效配伍】足千金、足五金穴同用治疗上述诸症均有特效。

【说明】本穴一般不单独用针，多与足五金穴倒马针运用，可治疗肠腑及咽喉疾病具有特效，还治疗某些杂症也具极效，因此本穴在临床极为广用，是临床重要穴位，需要深入理解与全面掌握。

【临床验案】任某，女，47 岁。右肩关节疼痛 2 个月余，以夜间疼痛为重。曾在他处针灸、按摩及膏药治疗，未愈，经人介绍来诊。检查可见三角肌前后缘有压痛点，其患肢外展、外旋、上举均受限制，得温则缓解，得寒则加重。诊断为五十肩。治疗：取用健侧的足千金穴、足五金穴及肾关穴，每日 1 次，共治疗 5 次而愈。

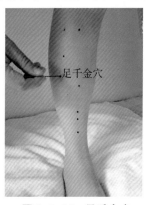 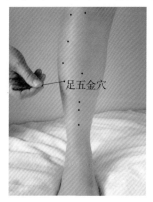

图 7-2-24　足千金穴　　　　　图 7-2-25　足五金穴

25.　足五金穴

【标准定位】在腓骨前缘，即足千金穴直下 2 寸处取穴（图 7-2-25）。

【解剖】肺之支神经，肾之分支神经，喉侧（甲状腺）神经。

【准确取穴】在小腿外侧，以足千金穴为标志点，首先定出足千金穴，然后于足千金穴直下 2 寸腓骨前缘处取穴。

【主治】急性肠炎、鱼骨刺住喉管、肩及背痛、喉咙生疮、喉炎（火蛾病）、扁桃体炎、甲状腺肿。

【操作】针深 0.5~1 寸。

【穴性】清肺热，利咽喉，祛瘀滞，通经络。

【特效作用】咽喉疾病特效；肩臂不举甚效；甲状腺疾病效佳。

【特效配伍】足千金、足五金穴同用治疗上述诸症均有特效。

【说明】本穴一般不单独用针，多与足千金穴倒马针运用，用于治疗上述诸症具有特效，与足五金穴均成为临床重要穴位，需要深入理解与全面掌握。

【临床验案】张某，男，45 岁，咽喉肿痛 2 天。患者 2 天前因感冒出现咽喉肿痛来诊，检查见咽喉部充血明显，扁桃体一度肿大，轻微咳嗽，体温 37.9℃。治疗取用双侧的少商穴点刺放血，再针足千金穴、足五金穴，留针 30 分钟，起针后疼痛明显缓解，第 2 天又治疗一次，诸症消失。

26. 七虎穴

【标准定位】在外踝后 1.5 寸直上 2 寸一穴，又上 2 寸一穴，再上 2 寸一穴，共 3 穴（图 7-2-26）。

【解剖】腓肠神经，胸骨、锁骨及肋骨神经。

【准确取穴】在小腿后区，以外踝为标志点，先自外踝向后量 1.5 寸再直上 2 寸定第一穴点，然后再分别直上两个 2 寸定第二穴点和第三穴点。

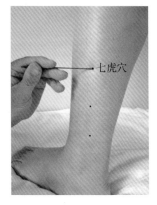

七虎穴

【主治】肩背痛、锁骨炎、胸骨痛及肿胀、肋膜炎。

【操作】针深 0.5~1 寸，三穴同时用针。

【穴性】舒筋活络，祛风止痛。

【特效作用】治疗胸胁痛、肋痛、肩背痛效佳。

【特效配伍】与驷马穴或火串穴配用治疗上述诸症。

图 7-2-26 七虎穴

【说明】本穴在临床用之较少，因此仅作为了解穴位即可。

27. 外三关穴

【标准定位】在外踝尖与膝盖外侧高骨（腓骨小头）连线中点一穴，中点与该高骨之中点又一穴，中点与外踝之中点又一穴。共 3 穴（图 7-2-27）。

【解剖】肺之神经。

【准确取穴】在小腿外侧，首先定出外踝尖及腓骨小头的位置，就在两点的连线之中点定出第一穴，然后再分别以此中点与腓骨小头定出上点，再以此中点与外踝尖定出下点即可。

【主治】扁桃腺炎、瘤、癌、喉炎、腮腺炎、肩臂痛及各种瘤。

【操作】针深 1~1.5 寸。

【穴性】破血行气，消瘀散结，清热解毒。

【特效作用】各种瘤、癌有特效；对扁桃体炎、喉炎、腮腺炎效佳。

【特效配伍】配制污穴点刺放血治疗伤口久不愈合及红肿的青春痘；与足三重穴配用治疗各种瘤与癌特效。

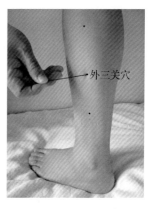

图 7-2-27　外三关穴

【说明】本穴具有清热解毒、化瘀散结之效，并对瘤、癌有着特效作用，所以在外科疾病方面有着广泛的作用，成为临床重要穴位之一，需要深入地理解和正确地运用。

28. 光明穴

【标准定位】在内踝尖之直后 1 寸又直上 2 寸处取穴（图 7-2-28）。

【解剖】肺、脾神经。

【准确取穴】在小腿内侧，以内踝尖为标志点，首先定出内踝尖，自内踝尖之直后 1 寸再直上 2 寸处取穴。

【主治】眼皮神经麻痹、睁开无力，眼散光及白内障。

【操作】针深 0.5~1 寸。

【穴性】滋补肝肾，养血明目。

【特效作用】眼疾特效；小便不利效佳；腰痛及闪腰岔气效佳；手脚麻木效佳。

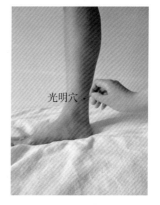

图 7-2-28　光明穴

【特效配伍】配三叉三穴、门金穴治疗眼睑无力；配太阳刺血，再针刺肾关穴、人皇穴治疗飞蚊症、散光、白内障效佳；配肾关穴治疗手脚麻木甚效。

【说明】本穴因治疗眼疾方面具有特效，所以治疗眼疾是常用的重要穴位，需要深入理解并能正确地运用。

【临床验案】朱某，男，38 岁。患者眼皮沉重无力抬起月余，曾于当地医院就诊，未查出相关器质性疾病，诊断为神经衰弱，口服药物（药名不详）治疗而乏效。治疗：取用三叉三穴、光明穴、门金穴，治疗 7 次后症状消失。

三、七七部位小结

七七部位为小腿部位，本部分总计 28 穴名，64 个穴位点。

七七部位是董氏奇穴穴位之核心部分，为董氏针灸穴位之精华所在，穴位密集，重要穴位多，治疗范围广，这些穴位主要用于全身功能调整，这一部分穴位多是倒马针组穴的运用，现将本部分穴位简述如下。

正筋、正宗、正士穴被称为三正穴，主要用于颈痛与肩背痛，一般正筋与正宗倒马针运用，疼痛面积较大症状较重的情况时三穴倒马针运用；搏球穴近于传统针灸承山穴，其功效也相近；一重、二重、三重穴三穴倒马针运用，不单独用针，可以用一侧三穴，三穴合用被称为足三重穴，其功效为活血化瘀，凡需要活血化瘀之疾均以本穴组为主穴即可，因此本穴组用之范围极广；四花穴组是一组大穴，包括四花上穴、四花中穴、四花里穴、四花外穴、四花副穴、腑肠穴、四花下穴，被称为四花穴组，四花穴组用穴比较灵活，可以单独用一穴，也可以两穴或几穴倒马针运用。四花中穴、四花副穴、四花外穴主要以刺血为常用，这是董氏针灸刺血最主要的部位，在此区瘀络刺血可治疗多种顽症痼疾、心脏病、肺病、胃病、高血脂、高血压等疾病均可在此处刺血治疗；天皇穴、肾关穴、地皇穴、人皇穴是董氏针灸重要穴位，以补肾为主用，凡肾气亏虚诸疾本穴组就为首选穴位，天皇穴、地皇穴、人皇穴或肾关穴、地皇穴、人皇穴合用被称为下三皇穴；四肢穴用于四肢疼痛及肘痛、肩痛，但本穴不单独用穴，多与肾关穴或人皇穴配用；侧三里与侧下三里穴倒马针合用，也不单独用针，可用于牙痛、面瘫、面痛、面肌痉挛之疾，对手腕痛、肘痛、上臂痛具有特效；足千金、足五金二穴也是倒马针运用组合，可治疗咽喉诸疾及肠道疾病，并是肩臂不举的特效穴；外三关穴是由三个点组成，三点同用，主要用于各种瘤、癌的治疗，常与足三重穴配用。外三关有清热解毒之效，所以对扁桃体炎、喉炎、腮腺炎等疾病也有显著疗效；光明穴以治疗眼疾为主，故称为光明穴，以通过滋水涵木之作用发挥疗效，可用于多种眼疾治疗；上唇穴、下唇穴主要以刺血为主，治疗唇炎及口腔炎；七虎穴由三个点组成，主要用于胸胁痛、肋痛。

第八章　八八部位（大腿部位）

一、八八部位总图（图8-1-1~图8-1-3）

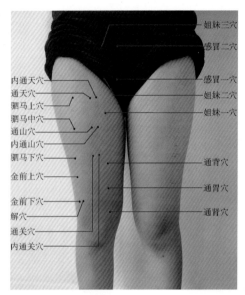

内通天穴
通天穴
驷马上穴
驷马中穴
通山穴
内通山穴
驷马下穴
金前上穴
金前下穴
解穴
通关穴
内通关穴

姐妹三穴
感冒二穴
感冒一穴
姐妹二穴
姐妹一穴
通背穴
通胃穴
通肾穴

图 8-1-1

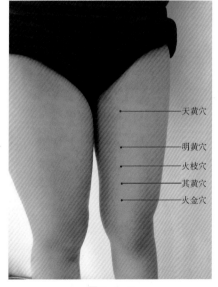

天黄穴
明黄穴
火枝穴
其黄穴
火金穴

图 8-1-2

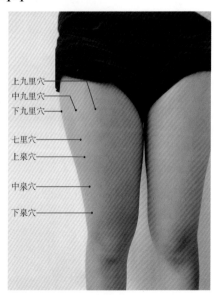

上九里穴
中九里穴
下九里穴
七里穴
上泉穴
中泉穴
下泉穴

图 8-1-3

二、八八部位穴位

1. 通关穴

【标准定位】当大腿正中线之股骨上，距膝盖横纹上 5 寸处取穴（图 8-2-1）。

【解剖】心之总神经。

【准确取穴】在股前区，以膝盖横纹为标志点，首先确定出膝盖横纹，于膝盖横纹上 5 寸之大腿正中线上取穴即可。

【主治】心脏病、心包络（心口）痛、心两侧痛、心脏病而引起身体各部风湿病、头晕眼花、心悸、胃病、四肢痛、脑贫血。

【操作】针深 3~5 分。

【穴性】健脾和胃，理气和血，疏经通络。

【特效作用】心脏病特效；丹毒、手指痛疗效极佳；乳腺增生效佳；消化不良甚效；神经性呕吐及妊娠呕吐特效；下肢水肿效佳。

【特效配伍】通关、通山、通天三穴倒马针治疗上述诸症特效；配心门穴、血海穴治疗丹毒效佳；配五虎穴、肾关穴治疗类风湿关节疼痛效佳；配上三黄穴、肾关穴治疗癫痫效佳。

【说明】本穴多与通山穴、通天穴倒马针组合用于临床，倒马针组合用于上述诸症具有确实的功效，尤其对心脏疾患有着特效作用，因此临床十分重要，成为董氏奇穴重要穴位组，需要深入理解和全面的掌握。

【临床验案】郭某，男，49 岁。胸闷、气短 1 年余，近 2 个月来症状加重，有时感胸闷、胸痛，通过某医院检查诊断为心肌缺血，曾服用中西药物治疗，其症状有所改善，但一直未愈，时轻时重。检查见心率 86 次/min，血压 165/98mmHg（1mmHg＝0.133kPa），双肺正常，舌质红，苔薄白，脉沉细。治疗取用通关穴、通山穴、心常穴，针后自觉症状较前好转，共治疗 12 次，患者诸症消失。

2. 通山穴

【标准定位】当大腿正中线之股骨上，距通关穴 2 寸处取穴（图 8-2-2）。

【解剖】心之总神经。

【准确取穴】在股前区，以通关穴为标志点，首先定出通关穴，再于通关穴上量 2 寸处取穴即可。

【主治】心脏病、心包络（心口）痛、心两侧痛、心脏病而引起身体各部风湿病、头晕眼花、心悸、胃病、四肢痛、脑贫血。

【操作】针深 5~8 分。

【穴性】健脾和胃，理气和血，疏经通络。

【特效作用】心脏病特效；丹毒、手指痛疗效极佳；乳腺增生效佳；消化不良甚效；神经性呕吐及妊娠呕吐特效；下肢水肿效佳。

【特效配伍】通关、通山、通天三穴倒马针治疗上述诸症特效；配心门穴、血海穴治疗丹毒效佳；配五虎穴、肾关穴治疗类风湿关节疼痛效佳；配上三黄穴、肾关穴治疗癫痫效佳。

【说明】本穴多与通关穴、通天穴倒马针组合用于临床，用于上述诸症具有确实的功效，尤其对心脏疾患有着特效作用，因此临床十分重要，成为董氏奇穴重要穴位组，需要深入理解和全面掌握。

【临床验案】田某，女，45岁。突发性呕吐1天。患者于3年前无名原因的一次出现呕吐，每次发作均为剧烈，一般难以处理，一连发作数天而不止，最长时间可长达7天之久，之后每年都有几次发作，曾就诊于多家医疗机构，诊断为胃神经官能症，但一直未能得到彻底治愈，本次发作1天后经人介绍来诊。处理：通关穴、通山穴、通天穴、内关穴、公孙穴，针刺后15分钟即感有所缓解，留针40分钟后已基本缓解，第2天复诊时已无明显症状，又继续巩固治疗1次。

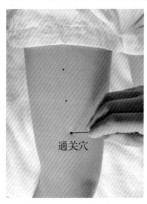
图 8-2-1　通关穴

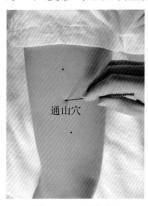
图 8-2-2　通山穴

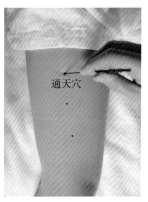
图 8-2-3　通天穴

3. 通天穴

【标准定位】当大腿正中线之股骨上，在通山穴2寸处取穴（图8-2-3）。

【解剖】心之总神经。

【准确取穴】在股前区，以通山穴为标志点，先定出通山穴，再于通山穴上量2寸处取穴即可。

【主治】心脏病、心包络（心口）痛、心两侧痛、心脏病而引起身体各部风湿病、头晕眼花、心悸、胃病、四肢痛、脑贫血。

【操作】针深0.5~1寸。

【穴性】健脾和胃，理气和血，疏经通络。

【特效作用】心脏病特效；丹毒、手指痛疗效极佳；乳腺增生效佳；消化不良甚效；神经性呕吐及妊娠呕吐特效；下肢水肿效佳；对膝盖痛甚效。

【特效配伍】通关、通山、通天三穴倒马针治疗上述诸症特效；配心门穴、血海穴治疗丹毒效佳；配五虎穴、肾关穴治疗类风湿关节疼痛效佳；配上三黄穴、肾关穴治疗癫痫效佳。

【注意】通关、通山、通天三穴不能双足六穴同时下针，仅能双足各取一穴至二穴下针，高血压者双足只许各取一穴。

【说明】本穴多与通关穴、通山穴倒马针组合用于临床，用于上述诸症具有确实的功效，尤其对心脏疾患有着特效作用，因此临床十分重要，成为董氏奇穴重要穴位组，需要深入理解和全面掌握。

4. 姐妹一穴

【标准定位】在通山穴向里横开1寸后直上1寸处取穴（图8-2-4）。

【解剖】六腑神经，肾分支神经。

【准确取穴】在股前区，以通山穴为标志点，首先定出通山穴，自通山穴先向内横开（平开）1寸之后再直上1寸处取穴。

【主治】子宫瘤、子宫炎、月经不调、经期不定、子宫痒、肠痛、胃出血。

【操作】针深1.5~2.5寸。

【穴性】理下焦，通胞宫，调经血。

【特效作用】主要对妇科炎性疾病具有特效。

【特效配伍】临床常与妇科穴、还巢穴交替用穴，也常与木妇穴、云白穴、天宗穴配合用穴治疗妇科炎性疾病。

【说明】本穴一般不单独用穴，多与姐妹二穴、姐妹三穴倒马针组合用于妇科疾病的治疗，对妇科诸疾有着确实的作用，但是本穴组位置较高，取穴不方便，限制了临床的广泛运用，临床多以手上取穴方便的妇科穴、还巢穴代替，但本穴组对妇科炎性疾病有着确实的作用，因此在临床中还需要掌握。

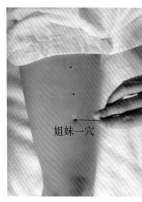 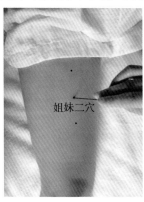 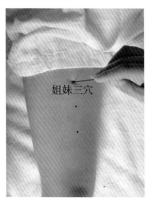

图8-2-4 姐妹一穴　　图8-2-5 姐妹二穴　　图8-2-6 姐妹三穴

5. 姐妹二穴

【标准定位】在姐妹一穴直上 2.5 寸处取穴（图 8-2-5）。

【解剖】六腑神经，肾分支神经。

【准确取穴】在股前区，以姐妹一穴为标志点，首先定出姐妹一穴，然后自姐妹一穴直上量 2.5 寸处取穴即可。

【主治】子宫瘤、子宫炎、月经不调、经期不定、子宫痒、肠痛、胃出血。

【操作】针深 1.5~2.5 寸。

【穴性】理下焦，通胞宫，调经血。

【特效作用】主要对妇科炎性疾病具有特效。

【特效配伍】临床常与妇科穴、还巢穴交替用穴，也常与木妇穴、云白穴、天宗穴配合用穴治疗妇科炎性疾病。

【说明】本穴一般不单独用穴，多与姐妹一穴、姐妹三穴倒马针组合用于妇科疾病的治疗，对妇科诸疾有着确实的作用，但是本穴组位置较高，取穴不方便，限制了临床的广泛运用，临床多以手上取穴方便的妇科穴、还巢穴代替，但本穴组对妇科炎性疾病有着确实的作用，因此在临床中还需要掌握。

6. 姐妹三穴

【标准定位】在姐妹二穴直上 2.5 寸处取穴（图 8-2-6）。

【解剖】六腑神经，肾分支神经。

【准确取穴】在股前区，以姐妹二穴为标志点，首先定出姐妹二穴，然后自姐妹二穴直上量 2.5 寸处取穴即可。

【主治】子宫瘤、子宫炎、月经不调、经期不定、子宫痒、肠痛、胃出血。

【操作】针深 1.5~2.5 寸。

【运用】三姐妹穴两腿六穴通常同时取穴下针。

【穴性】理下焦，通胞宫，调经血。

【特效作用】主要对妇科炎性疾病具有特效。

【特效配伍】临床常与妇科穴、还巢穴交替用穴，也常与木妇穴、云白穴、天宗穴配合用穴治疗妇科炎性疾病。

【说明】本穴一般不单独用穴，多与姐妹一穴、姐妹二穴倒马针组合用于妇科疾病的治疗，对妇科诸疾有着确实的作用，但是本穴组位置较高，取穴不方便，限制了临床的广泛运用，临床多以手上取穴方便的妇科穴、还巢穴代替，但本穴组对妇科炎性疾病有着确实的作用，因此在临床中还需要掌握。

7. 感冒一穴

【标准定位】在姐妹二穴向里横开 1 寸处取穴（图 8-2-7）。

【解剖】六腑神经，肺之分支神经。

【准确取穴】在股前区，以姐妹二穴为标志点，首先确定好姐妹二穴，然后再从姐妹二穴向里横开1寸处取穴即可。

【主治】重感冒、发高烧、发冷、感冒头痛。

【操作】针深0.8~1.5寸。

【穴性】疏风清热，通络止痛。

【特效作用】重感冒特效。

【特效配伍】感冒一穴、感冒二穴配用治疗重感冒特效。

【说明】本穴治疗感冒确具特效，尤其对时行感冒或一般感冒严重的情况皆有较好的疗效，但是本穴位置较高，取穴不方便，在实际临床用之较少，临床多以取穴方便的手部穴位用之。

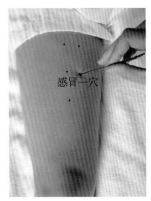

图 8-2-7　感冒一穴

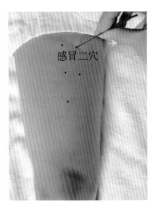

图 8-2-8　感冒二穴

8. 感冒二穴

【标准定位】在姐妹三穴向里横开1寸处取穴（图8-2-8）。

【解剖】六腑神经，肺之分支神经。

【准确取穴】在股前区，以姐妹三穴为标志点，首先确定好姐妹三穴，然后再从姐妹三穴向里横开1寸处取穴即可。

【主治】重感冒、发高烧、发冷、感冒头痛。

【操作】针深0.8~1.5寸。

【运用】感冒一穴、感冒二穴同时取穴，针向腿中心斜刺。

【穴性】疏风清热，通络止痛。

【特效作用】重感冒特效。

【特效配伍】感冒一穴、感冒二穴配用治疗重感冒特效。

【说明】本穴治疗感冒确具特效，尤其对时行感冒或一般感冒严重的情况皆有较好的疗效，但是本穴位置较高，取穴不方便，在实际临床用之较少，临床多以取穴方便的手部穴位用之。

9. 通肾穴

【标准定位】在膝盖内侧上缘凹陷处取穴（图8-2-9）。

【解剖】肾之神经。

【准确取穴】在股前区，以膝盖内侧上缘为标志点，首先确定出膝盖内侧上缘，然后在内侧上缘凹陷处取穴。

【主治】阳痿、早泄、淋病、肾脏炎、糖尿病、肾亏而引起之头晕及腰痛、肾脏病之风湿痛、子宫痛、妇科赤白带下、口干、喉痛、喉瘤、水肿、尿蛋白。

【操作】针深3~5分。

【穴性】滋阴泻火，利咽消肿，补肾益精。

【特效作用】治疗口干咽燥甚效；水肿极效；肾病、糖尿病特效；预防流产、保胎特效；阳痿、早泄效佳。

【特效配伍】通肾、通胃、通背两穴或三穴倒马针运用治疗上述诸症特效。

【说明】本穴作用于肾，是调补肾气的重要穴位，尤其与通胃穴、通背穴倒马针运用，其补肾的功效更为强大，是临床常用重要穴位，因此需要深入理解和全面掌握。

【临床验案】魏某，女，29岁。患者停经2个月余，间有少量下血。患者于3年前结婚，接连流产2次，现停经2个月，经检查诊为妊娠。现出现少量出血，伴头晕，腰酸，无力等症状，于某院检查治疗，医院诊断为先兆流产，服药治疗而未效，故来诊。检查：见患者面色无华，倦怠神疲，舌淡苔薄，脉滑数。治疗：通肾穴、通胃穴、妇科穴、还巢穴，每日1次，每次留针20分钟，治疗3次后血止，5次后其余症状明显缓解，又治疗3次，诸症消失。怀胎十月，顺产一女婴，母子均健康。

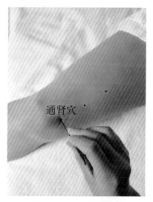
图8-2-9　通肾穴

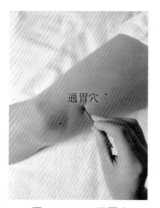
图8-2-10　通胃穴

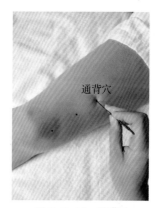
图8-2-11　通背穴

10. 通胃穴

【标准定位】膝盖内侧上缘之上2寸，即通肾穴上2寸处取穴（图8-2-

10）。

【解剖】肾之神经。

【准确取穴】在股前区，以通肾穴为标志点，首先确定出通肾穴，然后在通肾穴直上 2 寸处取穴。

【主治】阳痿、早泄、淋病、肾脏炎、糖尿病、肾亏而引起之头晕及腰痛、肾脏病之风湿痛、子宫痛、妇科赤白带下、口干、喉痛、喉瘤、水肿、尿蛋白，又治背痛。

【操作】针深 0.5~1 寸。

【穴性】滋阴泻火，利咽消肿，补肾益精。

【特效作用】治疗口干咽燥甚效；水肿极效；肾病、糖尿病特效；预防流产、保胎特效；阳痿、早泄效佳；另仅用本穴可治疗胃痛。

【特效配伍】通肾、通胃、通背两穴或三穴倒马针运用治疗上述诸症特效。

【说明】本穴作用于肾，是调补肾气的重要穴位，尤其与通肾穴、通背穴倒马针运用，其补肾的功效更为强大，是临床常用的重要穴位，因此需要深入理解和全面掌握。

【临床验案】吴某，女，36 岁。妊娠 50 余天，现出现恶心，不思饮食，食入即吐，严重时喝水也会呕吐，并伴有头晕、乏力之症状。本次为第 3 次妊娠，第 1 次妊娠因难以忍受其孕吐而终止妊娠，第 2 次通过服用中药及输液营养支持等方法艰难地度过妊娠期，本次妊娠仍如前 2 次，经人介绍来诊。患者精神不振，面色不华，苔薄黄，舌尖红，脉弦滑。治疗：取用通肾穴、通胃穴、通背穴，留针 20 分钟，第 1 次针后即有所缓解，经 3 次治疗后呕吐已止，饮食好转，患者因担心不能持久，继续巩固 2 次。之后情况一直良好，足月顺利分娩。

11. 通背穴

【标准定位】在通胃穴上 2 寸处取穴（图 8-2-11）。

【解剖】肾之神经。

【准确取穴】在股前区，以通胃穴为标志点，首先确定出通胃穴，然后在通胃穴直上 2 寸处取穴。

【主治】阳痿、早泄、淋病、肾脏炎、糖尿病、肾亏而引起之头晕及腰痛、肾脏病之风湿痛、子宫痛、妇科赤白带下、口干、喉痛、喉瘤、水肿、尿蛋白。

【操作】针深 0.5~1 寸。

【穴性】滋阴泻火，利咽消肿，补肾益精。

【特效作用】治疗口干咽燥甚效；水肿极效；肾病、糖尿病特效；预防流产、保胎特效；阳痿、早泄效佳；另仅用本穴可治疗背痛。

【特效配伍】通肾、通胃、通背两穴或三穴倒马针运用治疗上述诸症特效。

【说明】本穴作用于肾，是调补肾气的重要穴位，尤其与通肾穴、通胃穴倒马针运用，其补肾的功效更为强大，是临床常用的重要穴位，因此需要深入理解和全面掌握。

12. 明黄穴

【标准定位】在大腿内侧前后上下之中央点处取穴（图8-2-12）。

【解剖】肝之总神经，心之总神经，心脏之动脉；表层属肾之副神经，中层属肝之神经，深层属心之神经。

【准确取穴】在股前区，以大腿内侧中央点为取穴点，确定出中央点即可。

【主治】肝硬化，肝炎，骨骼胀大，脊椎长芽骨（脊椎骨膜炎），肝功能不足而引起之疲劳、腰酸、眼花、眼痛、肝痛，白细胞减少症（特效针），消化不良。

【操作】针深1.5~2.5寸。

【穴性】疏肝利胆，强筋壮骨，平肝息风，调肝明目。

【特效作用】慢性肝炎、肝硬化特效；眼疾效佳；帕金森、舞蹈病、癫痫病极效；贫血、白细胞过多效佳；腰椎病极效。

【特效配伍】明黄、天黄、其黄三穴倒马针运用治疗上述诸症均具特效；三穴配肾关穴、正会穴、镇静穴治疗帕金森、舞蹈病、癫痫病效佳；上三黄穴配眼黄穴治疗慢性黄疸病；上三黄穴配手五里穴治疗白细胞增多症；上三黄穴配木穴、光明穴治疗诸多眼疾。

【说明】本穴一般不单独用针，多与天黄穴、其黄穴倒马针运用，作用于肝，作用极广，无论器质性之肝病还是功能性之肝问题，本穴组皆有极佳的调理作用，成为临床一组重要穴位，因此需要深入理解和全面掌握。

【临床验案】李某，女，67岁。手足颤动不能自控3年余。患者于3年前无明显原因的出现左上肢颤动，之后逐渐发展为四肢，行走时起步困难，走后难以止步，动作减少，表情呆滞。经多家医院诊断为帕金森病。一直服用美多巴等西药，症状时轻时重，病情发展难以控制，经人介绍来诊。检查：见患者表情呆滞，双手呈搓丸样震颤，肌张力明显增强，行走需他人搀扶。脉弦细，舌尖边红有瘀点。诊断为震颤（帕金森病）。治疗：取用上三黄穴、正会穴、镇静穴、肾关穴、水相穴，隔日1次，每次留针50分钟。治疗半个月，各种症状均有不同程度的好转，震颤已明显好转，可以独立行走，药物减半。治疗2个月后，双手仅有轻微震颤，并能参加日常劳动。

13. 天黄穴

【标准定位】在明黄穴直上3寸处取穴（图8-2-13）。

【解剖】肝之总神经，心之总神经，心脏之动脉；表层属肾之副神经，中层属肝之神经，深层属心之神经。

【准确取穴】在股前区，以明黄穴为标志点，首先定出明黄穴，然后自明黄穴直上量 3 寸处取穴。

【主治】肝硬化，肝炎，骨骼胀大，脊椎长芽骨（脊椎骨膜炎），肝功能不足而引起之疲劳、腰酸、眼花、眼痛、肝痛，白细胞减少症（特效针），消化不良。

【操作】针深 1.5~2.5 寸。

【穴性】疏肝利胆，强筋壮骨，平肝息风，调肝明目。

【特效作用】慢性肝炎、肝硬化特效；眼疾效佳；帕金森、舞蹈病、癫痫病极效；贫血、白细胞过多效佳；腰椎病极效。

【特效配伍】明黄、天黄、其黄三穴倒马针运用治疗上述诸症均具特效；三穴配肾关穴、正会穴、镇静穴治疗帕金森、舞蹈病、癫痫病效佳；上三黄穴配眼黄穴治疗慢性黄疸病；上三黄穴配手五里穴治疗白细胞增多症；上三黄穴配木穴、光明穴治疗诸多眼疾。

【说明】本穴一般不单独用针，多与明黄穴、其黄穴倒马针运用，作用于肝，作用极广，无论器质性之肝病还是功能性之肝问题，本穴组皆有极佳的调理作用，成为临床一组重要穴位，因此需要深入理解和全面掌握。

【临床验案】郭某，男，51 岁。患者肝硬化病史 2 年，本次症状加重 1 个月余。本次发作后曾经中西药物治疗未效而来诊，检查见腹大肢肿，脐凸而满平，腹部青筋显露，小便量少而色黄，纳差，口干，心悸气短，苔少而黄，舌质红绛，脉沉细而滑数。诊断为水臌（肝硬化腹水）。治疗：上三黄穴、下三皇穴与足三重穴交替用针为主方，根据随症配穴，治疗 50 天，腹水完全消失，饮食正常，体力恢复，余症均好转，并能恢复正常工作。

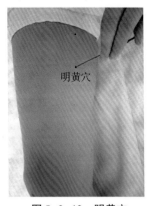

图 8-2-12　明黄穴

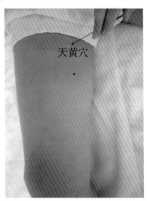

图 8-2-13　天黄穴

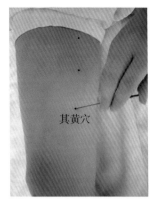

图 8-2-14　其黄穴

14. 其黄穴

【标准定位】在明黄穴直下 3 寸处取穴（图 8-2-14）。

【解剖】胆总神经，心之支神经，肝之分支神经。

【准确取穴】在股前区，以明黄穴为标志点，首先确定出明黄穴，然后自明黄穴直向下量 3 寸处取穴。

【主治】黄疸病及肝硬化，肝炎，骨骼胀大，脊椎长芽骨（脊椎骨膜炎），肝功能不足而引起之疲劳、腰酸、眼花、眼痛、肝痛，白细胞减少症（特效针），消化不良。

【操作】针深 1.5~2 寸。

【运用】天黄、明黄、其黄三穴同时取穴下针主治肝炎、肝硬化、骨骼胀大、肝功能不足引起各症、脾硬化、舌疮。

【穴性】疏肝利胆，强筋壮骨，平肝息风，调肝明目。

【特效作用】慢性肝炎、肝硬化特效；眼疾效佳；帕金森、舞蹈病、癫痫病极效；贫血、白细胞过多效佳；腰椎病极效。

【特效配伍】明黄、天黄、其黄三穴倒马针运用治疗上述诸症均具特效；三穴配肾关穴、正会穴、镇静穴治疗帕金森、舞蹈病、癫痫病效佳；上三黄穴配眼黄穴治疗慢性黄疸病；上三黄穴配手五里穴治疗白细胞增多症；上三黄穴配木穴、光明穴治疗诸多眼疾。

【说明】本穴一般不单独用针，多与明黄穴、天黄穴倒马针运用，作用于肝，作用极广，无论器质性之肝病还是功能性之肝问题，本穴组皆有极佳的调理作用，成为临床一组重要穴位，因此需要深入理解和全面的掌握。

15. 火枝穴

【标准定位】在其黄穴直上 1.5 寸处取穴（图 8-2-15）。

【解剖】肝胆神经，心之分支神经。

【准确取穴】在股前区，以其黄穴为标志点，首先定出其黄穴，然后自其黄穴直向上量 1.5 寸处取穴。

【主治】黄疸病，黄疸病之头晕眼花及背痛，胆囊炎。

【操作】针深 1.5~2 寸。

【运用】明黄、火枝、其黄三穴同时下针治黄疸病、胆囊炎。

【穴性】清利肝胆。

【特效作用】胆囊炎甚效；黄疸病特效。

【特效配伍】火枝穴、火全穴配土水穴治疗癫痫。

【说明】本穴作用于胆，具有清泻胆火之效，是治疗胆腑疾病之重要穴位，尤其与火全穴、其黄穴倒马针运用，有着确实的作用，因此需要掌握。

【临床验案】杨某，女，56 岁。突发右上腹剧烈疼痛 2 小时。患者素有胆囊炎病史，症见右上腹部剧烈疼痛，并放射到背部及右肩，伴有恶心呕吐，呈痛苦面容，舌质红，苔黄腻，脉弦紧。诊断为胁腹痛（急性胆囊炎）。治疗：火枝穴、火全穴、其黄穴、木枝穴，针刺后 5 分钟疼痛即可明显缓解，留针 30 分钟疼痛基本消失。

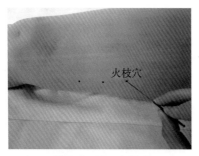

图 8-2-15　火枝穴

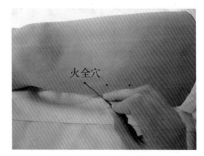

图 8-2-16　火全穴

16. 火全穴

【标准定位】在其黄穴下 1.5 寸处取穴（图 8-2-16）。

【解剖】肝胆神经，心之分支神经，脊椎神经。

【准确取穴】在股前区，以其黄穴为标志点，首先确定出其黄穴，自其黄穴直向下量 1.5 寸即可。

【主治】黄疸病，黄疸病之头晕眼花及背痛，胆囊炎，并主治脊椎骨痛及足跟痛。

【操作】针深 1.5~2 寸。

【运用】火全穴配合其黄、火枝两穴下针，亦可治黄疸病、胆囊炎及胆结石（可止痛）；火全穴单独取穴治疗脊椎骨及足跟痛。

【穴性】清利肝胆。

【特效作用】胆囊炎甚效；黄疸病特效；另仅用本穴可治疗足跟痛。

【特效配伍】火枝穴、火全穴配土水穴治疗癫痫。

【说明】本穴作用于胆，具有清泻胆火的作用，是治疗胆腑疾病之重要穴位，尤其与火枝穴、其黄穴倒马针运用，有着确实的作用，因此需要掌握。

17. 驷马中穴

【标准定位】直立，两手下垂，中指尖所至处再向前横开 3 寸处取穴（图 8-2-17）。

【解剖】肺之总神经，肝之分支神经。

【准确取穴】在股前区，直立而将两手自然下垂，中指尖到达之处再向前（向大腿内侧方向）横开（平开）3 寸处取穴。

【主治】肋痛、背痛、肺功能不足之坐骨神经痛、肺气虚、肺病、胸部被打击后而引起之胸背痛、肋膜炎、鼻炎、耳聋、耳鸣、耳炎、面瘫、眼发红、哮喘、半身不遂、皮肤病。

【操作】针深 0.8~2.5 寸。

【穴性】补益肺气，肃肺平喘，宣肺散邪，补虚疗损。

【特效作用】哮喘、慢性支气管炎特效；皮肤病甚效；耳鸣、耳聋极效；鼻炎甚效；乳腺疾病甚效；突眼型甲亢特效；胸胁背痛效佳。

【特效配伍】驷马中穴、驷马上穴、驷马下穴倒马针运用治疗上述诸症具有特效。

【说明】本穴不单独用穴，而与驷马上穴、驷马下穴倒马针运用，作用于肺，具有广泛的作用，无论功能性肺部疾病还是器质性肺部疾病皆可以治疗，而且从五行生克制化关系能用于多脏腑疾病的治疗，并有确实的疗效，由此可见，本穴及本穴组是临床极重要的穴位，需要深入理解和全面掌握。

【临床验案】于某，女，26 岁。鼻痒、鼻塞、流清涕反复发作 5 年余。患者于 5 年前无名诱因的在季节变换或受凉即出现鼻痒、连续喷嚏，阵阵发作，尤以晨起为剧，随即流清涕，鼻腔堵塞，发作逐渐加重。就诊于多家医疗机构，诊断为过敏性鼻炎，服用中西药物，其效不佳。今年症状明显加重，频繁发作，故来诊。诊断为鼻鼽（过敏性鼻炎）。治疗：足驷马穴、四花上穴、迎香穴、印堂穴，隔日 1 次，7 次后症状明显缓解，继续治疗 8 次，共治疗半个月，除偶尔喷嚏外，诸症消失。

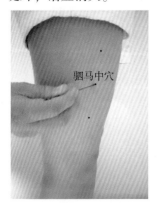 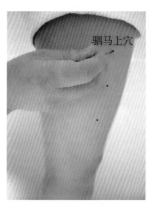 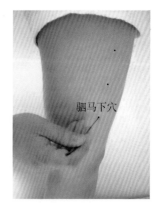

图 8-2-17　驷马中穴　　　图 8-2-18　驷马上穴　　　图 8-2-19　驷马下穴

18. 驷马上穴

【标准定位】在驷马中穴直上 2 寸处取穴（图 8-2-18）。

【解剖】肺之总神经，肝之分支神经。

【准确取穴】在股前区，以驷马中穴为标志点，首先确定出驷马中穴，然后再向上 2 寸处取穴即可。

【主治】肋痛、背痛、肺功能不足之坐骨神经痛、肺气虚、肺病、胸部被打击后而引起之胸背痛、肋膜炎、鼻炎、耳聋、耳鸣、耳炎、面瘫、眼发红、哮喘、半身不遂、皮肤病。

【操作】针深 0.8~2.5 寸。

【穴性】补益肺气，肃肺平喘，宣肺散邪，补虚疗损。

【特效作用】哮喘、慢性支气管炎特效；皮肤病甚效；耳鸣、耳聋极效；鼻炎甚效；乳腺疾病甚效；突眼型甲亢特效；胸胁背痛效佳。

【特效配伍】驷马中穴、驷马上穴、驷马下穴倒马针运用治疗上述诸症具有特效。

【说明】本穴不单独用穴，而与驷马中穴、驷马下穴倒马针运用，作用于肺，具有广泛的作用，无论功能性肺部疾病还是器质性肺部疾病皆可以治疗，而且从五行生克制化关系可用于多脏腑疾病的治疗，并有确实的疗效，由此可见，本穴及本穴组是临床极重要的穴位，需要深入理解和全面掌握。

【临床验案】刘某，男，31 岁。反复发作风团样皮疹 10 余年。患者 10 余年前无明显原因的出现风团样皮疹，而就诊于某院，诊断为荨麻疹，经治疗后痊愈。1 个月后又复发，开始服用各种抗过敏药物，病情反反复复，时轻时重，一直至今迁延不愈，近 2 个月以来有所加重，故来诊。现每次发作，风团皮疹遍布全身，瘙痒难忍，舌质黯红，苔白稍腻，脉沉。诊断为瘾疹（荨麻疹）。治疗：取用足驷马穴、中九里穴、肩中穴、手解穴，隔日 1 次，治疗 15 次后仅偶有发作，症状也比较轻微，共治疗 25 次，诸症消失，随访 1 年未见复发。

19. 驷马下穴

【标准定位】在驷马中穴直下 2 寸处取穴（图 8-2-19）。

【解剖】肺之总神经，肝之分支神经。

【准确取穴】在股前区，以驷马中穴为标志点，首先确定出驷马中穴，然后再向下 2 寸处取穴即可。

【主治】肋痛、背痛、肺功能不足之坐骨神经痛、肺气虚、肺病、胸部被打击后而引起之胸背痛、肋膜炎、鼻炎、耳聋、耳鸣、耳炎、面瘫、眼发红、哮喘、半身不遂、皮肤病。

【操作】针深 0.8~2.5 寸。

【运用】治肋痛、背痛、坐骨神经痛单足取驷马上、驷马中、驷马下三穴，其余各症两脚六针同时取之。

【穴性】补益肺气，肃肺平喘，宣肺散邪，补虚疗损。

【特效作用】哮喘、慢性支气管炎特效；皮肤病甚效；耳鸣、耳聋极效；鼻炎甚效；乳腺疾病甚效；突眼型甲亢特效；胸胁背痛效佳。

【特效配伍】驷马中穴、驷马上穴、驷马下穴倒马针运用治疗上述诸症具有特效。

【说明】本穴不单独用穴，而与驷马上穴、驷马中穴倒马针运用，作用于肺，具有广泛的作用，无论功能性肺部疾病还是器质性肺部疾病皆可以治疗，而且从五行生克制化关系可用于多脏腑疾病的治疗，并有确实的疗效，由此可见，本穴及本穴组是临床极重要的穴位，需要深入理解和全面掌握。

【临床验案】张某，女，42 岁。突眼型甲亢 5 年余，加重 1 年。患者 5 年前因脖子粗、心悸症状就诊于某院，诊断为突眼型甲亢，患者未引起重视，偶服用药物，症状一直比较平稳。在一年前因婚姻突变，随即症状加重，曾就诊于各级医院施治，疗效不佳，症状逐渐加重，患者十分痛苦，经患者介绍来诊。治疗：取用足驷马穴、足三重穴为主穴，根据患者兼证调配相关穴位，治疗 40 次，症状已明显好转，各项指标趋于稳定。

20. 下泉穴

【标准定位】在膝关节外侧面正中央直上 2.5 寸处取穴（图 8-2-20）。

【解剖】肺部与面部之机动神经。

【准确取穴】在股前区，以膝关节外侧面正中央为标志点，首先确定出膝关节外侧面之中央点，然后由此点直上 2.5 寸处取穴即可。

【主治】面瘫，面部痉挛。

【操作】针深 3~5 分。

【穴性】祛风养血。

【特效作用】面肌痉挛、面瘫甚效；耳鸣效佳。

【特效配伍】下泉穴、中泉穴、上泉穴倒马针治疗上述诸症具有特效；足三重穴瘀络点刺放血配三泉穴治疗面瘫效佳。

【说明】本穴不单独用穴，在临床与中泉穴、上泉穴倒马针组合运用，主要用于面部三大疾病（面瘫、面肌痉挛、面痛）的治疗，尤其面肌痉挛更具特效，因此本穴及本穴组也是临床重要穴位，需要掌握。

【临床验案】耿某，女，67 岁。左侧面部肌肉不自主抽动 6 年余。患者于 6 年前无名原因的出现左下眼睑不时地跳动，时作时止，患者当时并未引起重视，未及时治疗。以后日渐频繁，并且抽动面积加大，逐渐向口角部延伸，抽动时间延长，程度逐渐加重，开始多方治疗，均诊断为面肌痉挛。多种方法施治，均未获得显著疗效。检查见左侧面部肌肉阵发性不自主的抽动，频繁发作，以嘴角处最为明显。舌尖红有瘀点、瘀斑，苔薄黄，脉弦细。诊断为面风（面肌痉挛）。治疗：取用三泉穴、中九里穴、灵骨穴、火主穴，隔日 1 次，经治疗 15 次后，频繁的面部抽搐，变成偶尔发作，休息 1 周后，继续隔日治疗，又经 15 次治疗症状消失，随访 1 年未见复发。

21. 中泉穴

【标准定位】在下泉穴直上 2 寸处取穴（图 8-2-21）。

【解剖】肺部与面部之机动神经。

【准确取穴】在股前区，以下泉穴为标志点，首先确定出下泉穴，然后由此直上 2.5 寸处取穴即可。

【主治】面瘫，面部痉挛。

【操作】针深 3~8 分。

【穴性】祛风养血。

【特效作用】面肌痉挛、面瘫甚效；耳鸣效佳。

【特效配伍】下泉穴、中泉穴、上泉穴倒马针治疗上述诸症具有特效；足三重穴瘀络点刺放血配三泉穴治疗面瘫效佳。

【说明】本穴不单独用穴，在临床与下泉穴、上泉穴倒马针组合运用，主要用于面部三大疾病（面瘫、面肌痉挛、面痛）的治疗，尤其对面肌痉挛更具特效，因此本穴及本穴组也是临床重要穴位，需要掌握。

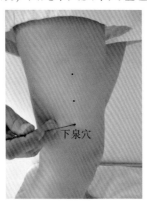 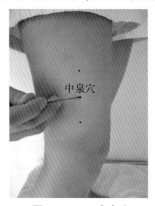 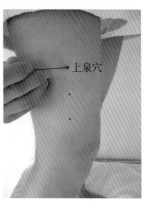

图 8-2-20　下泉穴　　　　图 8-2-21　中泉穴　　　　图 8-2-22　上泉穴

22. 上泉穴

【标准定位】在中泉穴直上 2 寸处取穴（图 8-2-22）。

【解剖】肺部与面部之机动神经。

【准确取穴】在股前区，以中泉穴为标志点，首先确定出中泉穴位置，然后由此直上 2.5 寸处取穴即可。

【主治】面瘫，面部痉挛。

【操作】针深 0.5~1 寸。

【运用】下泉、中泉、上泉三穴单脚同时取穴下针。治左用右穴，治右用左穴。

【穴性】祛风养血。

【特效作用】面肌痉挛、面瘫甚效；耳鸣效佳。

【特效配伍】下泉穴、中泉穴、上泉穴倒马针治疗上述诸症具有特效；足三重穴瘀络点刺放血配三泉穴治疗面瘫效佳。

【说明】本穴不单独用穴，在临床与下泉穴、中泉穴倒马针组合运用，主要用于面部三大疾病（面瘫、面肌痉挛、面痛）的治疗，尤其面肌痉挛更具特效，因此本穴及本穴组也是临床重要穴位，需要掌握。

23. 金前下穴

【标准定位】在膝盖骨外侧上角，直上1寸处取穴（图8-2-23）。

【解剖】肺之机动神经，肝之交感神经。

【准确取穴】在股前区，以膝盖外侧上角为标志点，首先确定出膝盖外侧之上角，然后自此处直上1寸处取穴。

【主治】胸骨向外鼓出、肺弱、羊角风、头痛、肝弱、皮肤敏感。

【操作】针深3~5分。

【穴性】平肝潜阳，养血祛风。

【特效作用】治疗癫痫与鸡胸效佳。

【特效配伍】金前下穴与金前上穴倒马针治疗上述诸症。

【说明】本穴在临床用之较少，董氏针灸传人对此也较少发挥，因此临床可以仅作了解，不必掌握。

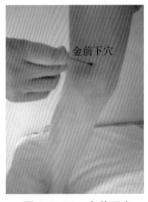
图8-2-23 金前下穴

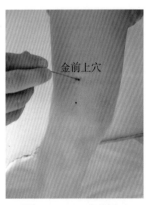
图8-2-24 金前上穴

24. 金前上穴

【标准定位】在金前下穴直上1.5寸处取穴（图8-2-24）。

【解剖】肺之机动神经，肝之交感神经。

【准确取穴】在股前区，以金前下穴为标志点，首先确定出金前下穴，然后自此处直上1寸处取穴。

【主治】胸骨向外鼓出、肺弱、羊角风、头痛、肝弱、皮肤敏感。

【操作】针深0.5~1寸。

【运用】金前上、金前下二穴，双腿同时配穴下针。

【穴性】平肝潜阳，养血祛风。

【特效作用】治疗癫痫与鸡胸效佳。

【特效配伍】金前上穴与金前下穴倒马针治疗上述诸症。

【说明】本穴在临床用之较少，董氏针灸传人对此也较少发挥，因此临床可以仅作了解，不必掌握。

25. 中九里穴

【标准定位】直立，两手下垂，中指尖所至处取穴（图8-2-25）。

【解剖】肺之区支神经，腿之弹力神经。

【准确取穴】在股部，其穴在大腿外侧之中央线的中点处取穴。取穴时让患者直立或者自然仰卧位，两手自然下垂，其中指尖所到之处取之。

【主治】背痛、腰痛、腰脊椎骨痛、半身不遂、神经麻痹、颈项痛、头晕眼胀、手麻臂麻、腿痛、肢无力。

【操作】针深0.8~1.5寸。

【穴性】祛风行血，强筋壮骨。

【特效作用】失眠特效；耳鸣、耳聋效佳；风疹瘙痒极效；治疗偏头痛、面瘫、中风后遗症效佳；腰椎病极效。

【特效配伍】配七里穴或上九里穴、下九里穴治疗上述诸症具有特效；配上三黄穴治疗游走性疼痛；配上九里穴、肩中穴治疗肩关节痛。

【说明】本穴与传统针灸风市穴相符，风市穴就是临床十分重要的穴位，董师又发挥出了更多的临床功效，对上述诸症有着确实的作用，因此成为临床重要穴位，需要深入理解与正确的掌握。

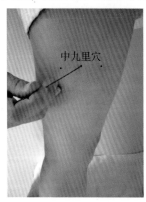
图8-2-25 中九里穴

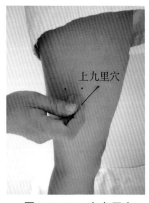
图8-2-26 上九里穴

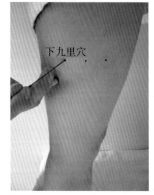
图8-2-27 下九里穴

26. 上九里穴

【标准定位】在中九里穴向前横开1.5寸处取穴（图8-2-26）。

【解剖】心之神经，肾之神经。

【准确取穴】在股部，以中九里穴为标志点，先定出中九里穴，然后再从中九里穴向前（向大腿内侧方向）横开（平开）1.5 寸处取穴。

【主治】心经之臂痛、眼痛，肾气不足之腹胀。

【操作】针深 1~1.8 寸。

【特效作用】偏头痛效佳；肩痛手不能举效佳。

【特效配伍】常作为中九里配针治疗中九里穴诸症；配肩中穴治疗偏头痛。

【说明】本穴较少单独用针，一般多作为中九里穴的倒马针配用。

27．下九里穴

【标准定位】在中九里穴向后横开 1.5 寸处取穴（图 8-2-27）。

【解剖】背神经，腿神经。

【准确取穴】在股部，以中九里穴为标志点，先找到中九里穴，然后再从中九里穴向后（向大腿外侧方向）横开（平开）1.5 寸处取穴。

【主治】背痛、腿痛。

【操作】针深 0.8~1.5 寸。

【特效作用】治疗腿痛。

【特效配伍】常作为中九里配针治疗中九里穴诸症。

【说明】本穴较少单独用针，一般多作为中九里穴的倒马针配用。

28．解穴

【标准定位】在膝盖外侧上角，直上 1 寸再向前横开 3 分处取穴（图 8-2-28）。

【解剖】心脏敏感神经及血管。

【准确取穴】在股前区，以膝盖外侧上角为标志点，首先确定出膝盖外侧上角，自此点直上量 1 寸之后再向前横开 3 分处取穴。

【主治】扎针后气血错乱，血不归经，下针处起包、疼痛，或是西医注射后引起之疼痛、跌打损伤、精神刺激而引起的疼痛、疲劳过度之疼痛。

【操作】针深 3~5 分。

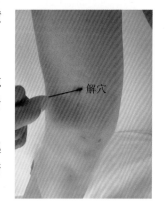

图 8-2-28　解穴

【穴性】调和气血，通经活络。

【特效作用】晕针及扎针后一切不良现象；早期的跌打损伤，尤其伤后皮下瘀血肿胀疼痛效佳；眼睑麦粒肿及头面诸疮有特效。

【说明】本穴与手解穴功效基本相同，临床主要用于针刺所带来不良现象，所以需要掌握，以便解决针刺所带来的意外情况。

29. 内通关穴

【标准定位】在通关穴内开5分处取穴（图8-2-29）。

【解剖】心之总神经。

【准确取穴】在股前区，以通关穴为标志点，首先定出通关穴，然后再向内量5分处取穴即可。

【主治】半身不遂，四肢无力，四肢神经麻痹，心脏衰弱，中风不语。

【操作】针深3~5分。

【穴性】健脾和胃，理气和血，疏经通络。

【特效作用】与通关穴相同，内通关、内通山、内通天一般作为通关、通山、通天的代替针。

【说明】本穴功效与通关穴作用基本相同，主要用于心脏疾病方面的治疗，一般心脏病治疗时间较长，为了防止穴位的疲劳，临床常作为通关穴的代替针用之，所以用之较少，仅作了解即可。

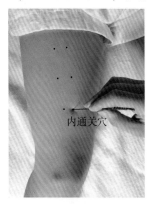
图8-2-29 内通关穴

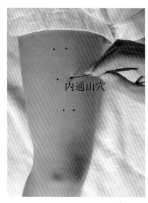
图8-2-30 内通山穴

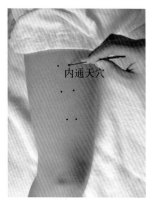
图8-2-31 内通天穴

30. 内通山穴

【标准定位】在通山穴内开5分处取穴（图8-2-30）。

【解剖】心之总神经。

【准确取穴】在股前区，以通山穴为标志点，首先定出通山穴，然后再向内量5分处取穴即可。

【主治】半身不遂，四肢无力，四肢神经麻痹，心脏衰弱，中风不语。

【操作】针深5~8分。

【穴性】健脾和胃，理气和血，疏经通络。

【特效作用】与通山穴相同，内通关、内通山、内通天一般作为通关、通山、通天的代替针。

【说明】本穴功效与通山穴作用基本相同，主要用于心脏疾病方面的治疗，一般心脏病治疗时间较长，为了防止穴位的疲劳，临床常作为通山穴的代替针用之，所以用之较少，仅作了解即可。

31. 内通天穴

【标准定位】 在通天穴内开 5 分处取穴（图 8-2-31）。

【解剖】 心之总神经。

【准确取穴】 在股前区，以通天穴为标志点，首先定出通天穴，然后再向内量 5 分处取穴即可。

【主治】 半身不遂，四肢无力，四肢神经麻痹，心脏衰弱，中风不语。

【操作】 针深 0.5~1 寸。

【穴性】 健脾和胃，理气和血，疏经通络。

【特效作用】 与通天穴相同，内通关、内通山、内通天一般作为通关、通山、通天的代替针。

【说明】 本穴功效与通天穴作用基本相同，主要用于心脏疾病方面的治疗，一般心脏病治疗时间较长，为了防止穴位的疲劳，临床常作为通天穴的代替针用之，所以用之较少，仅作了解即可。

32. 失音穴

【标准定位】 在膝盖内侧之中央点一穴，其下 2 寸处一穴，共 2 穴（图 8-2-32）。

【解剖】 肾神经，喉之主神经。

【准确取穴】 在膝部，以膝盖的内侧中央点为基点，先找出膝盖内侧之中央点，为第一个穴点，然后再以这个基点向下 2 寸为另一点。

【主治】 嗓子哑、失音、喉炎。

【操作】 针深 3~5 分。

【穴性】 滋阴利咽。

【特效作用】 失音、舌强难言、口舌生疮特效。

【特效配伍】 配廉泉穴、通里穴治疗喑哑、失语；配足五金穴、足千金穴治疗喉炎、嗓子哑。

【说明】 本穴在治疗舌强不语类疾病方面有着较好的作用，并且还可以治疗咽喉部疾病，因此需要掌握。

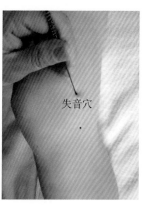

失音穴

图 8-2-32　失音穴

三、八八部位小结

八八部位为小腿部位，本部分总计32穴名，66个穴位点。

本部分也是董氏奇穴穴位精华部分，这一部位的穴位多数采用三穴倒马针，其作用主要针对全身功能调整及脏腑综合征之整体性治疗，并且构成了一个整体，从而形成了一个特殊的经络系统。这是八八部位精妙之处，也是董氏针灸精髓之处。

大腿正中央为心经所在，由通关穴、通山穴、通天穴三穴点倒马针组成，作用于心脏，以治疗心脏诸疾为要。

大腿外侧为肺经所在，由驷马中穴、驷马上穴、驷马下穴三穴点倒马针组成，作用于肺，以治疗肺系疾病为要。

大腿内侧为肾经所在，由通肾穴、通胃穴、通背穴三穴点倒马针组成，作用于肾，以治疗肾气亏虚及肾脏疾病为要。

肾经内后侧为肝胆经所在，由明黄穴、天黄穴、其黄穴三穴点倒马针组成上三黄穴，作用于肝，三穴点延长线上之火枝穴、火全穴作用于胆，以治疗肝胆疾病为要。

由此形成了独具特色的董氏针灸经络系统，所以说董氏针灸是能够自成体系的针灸流派。

本部分多数穴位均为重要穴位，除了一些穴位取穴不便之外，皆极为常用。现将本部穴位简述如下。

通关穴、通山穴、通天穴在大腿的正中央，作用于心脏，是治疗心脏疾患的重要穴组，被简称为心三通；通肾穴、通胃穴、通背穴在大腿内侧缘，作用于肾，是滋肾阴的重要穴位，被简称为肾三通穴；明黄穴、天黄穴、其黄穴在大腿内后侧，作用于肝，是治疗肝脏疾病的重要穴组，被简称为上三黄穴；火枝穴、火全穴作用于胆，是治疗胆道疾病的重要穴位；驷马中穴、驷马上穴、驷马下穴在大腿的外缘，是治疗肺部疾病的重要穴组，被简称为足驷马穴；下泉穴、中泉穴、上泉穴主要作用于面部，对面瘫、面肌痉挛有效，尤其面肌痉挛效佳，三穴被简称为三泉穴；中九里穴在胆经上，近于传统针灸的风市穴，对多种疾病有着显著的疗效，如失眠、耳鸣、耳聋、皮肤瘙痒、偏头痛、中风后遗症等均有显著疗效，常配上九里穴、下九里穴为倒马针，加强其疗效；解穴用于针刺后的一切不良现象及晕针；失音穴由两个穴点组成，主要治疗失语；姐妹一穴、姐妹二穴、姐妹三穴主要用于妇科疾病的治疗，由于三穴在大腿内侧上缘，针刺不便，限制了临床广泛运用，三穴简称为姐妹三穴；感冒一穴、感冒二穴主要用于重感冒的治疗，也是由于二穴的位置较高，取穴不便利，所以临床也较少用之；金前下穴与金前上穴临床用之较少，主要用于鸡胸与癫痫病的治疗；内通关、内通山、内通天三穴常作为心三通的代替针，所以临床也用之较少。

第九章　九九部位（耳朵部位）

一、九九部位总图（图9-1-1、图9-1-2）

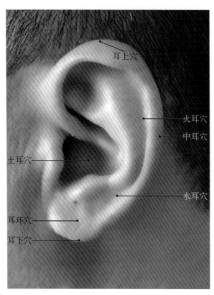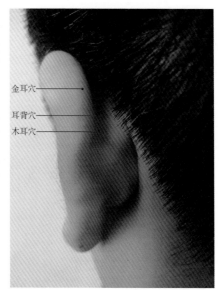

图9-1-1　　　　　　　　　　　　　　　图9-1-2

二、九九部位穴位

1. 耳环穴

【标准定位】在耳垂表面之中央点处取穴（图9-2-1）。

【解剖】八腑神经。

【主治】解酒、止呕吐。

【操作】用细毫针由外向里（向面部）斜刺1~1.5分（皮下针）。

【特效作用】解酒特效；此处出现冠状沟（直纹沟）诊断冠心病极为准确。

【特效配伍】配素髎穴解酒具有特效。

2. 木耳穴

【标准定位】当耳后上半部横血管之下约3分处取穴（图9-2-2）。

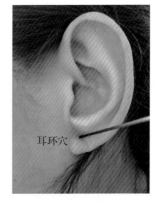

图9-2-1 耳环穴

【解剖】肝神经。

【主治】肝痛、肝硬化、肝肿大，肝衰弱引起疲劳，久年淋病（需长期诊治）。

【操作】用细毫针竖刺1~2分。

【特效作用】肝脏疾病特效。

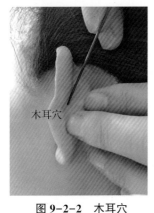

图9-2-2 木耳穴

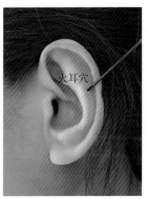

图9-2-3 火耳穴

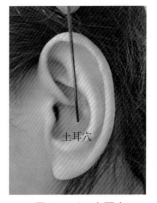

图9-2-4 十耳穴

3. 火耳穴

【标准定位】在对耳轮之外缘中部处取穴（图9-2-3）。

【解剖】心之神经。

【主治】心脏衰弱及膝盖痛、四肢痛。

【操作】用细毫针竖刺1~2分。

【特效作用】心脏病效佳；膝痛特效。

4．土耳穴

【标准定位】在耳甲腔之中部处取穴（图9-2-4）。

【解剖】脾之神经。

【主治】神经衰弱、红血球（红细胞）过多、发高烧、糖尿病。

【操作】用细毫针竖刺1~2分。

【特效作用】神经衰弱效佳。

5．金耳穴

【标准定位】在耳壳背之外缘上端处取穴（图9-2-5）。

【解剖】肺之神经。

【主治】坐骨神经痛，腰脊椎骨弯曲，过敏性感冒。

【操作】用细毫针竖刺1~2分。

【特效作用】感冒效佳。

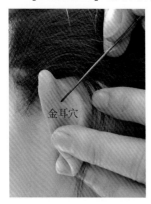
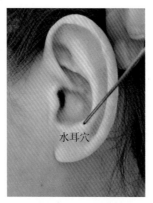
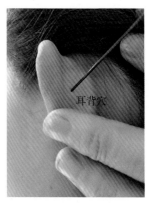

图9-2-5　金耳穴　　　图9-2-6　水耳穴　　　图9-2-7　耳背穴

6．水耳穴

【标准定位】在对耳轮之外缘下端处取穴（图9-2-6）。

【解剖】肾之神经。

【主治】肾亏、腰部两边痛、腹部发胀。

【操作】用细毫针竖刺1~2分。

【特效作用】肾炎效佳。

7．耳背穴

【标准定位】在木耳穴直上约3分血管处取穴（图9-2-7）。

【解剖】喉部神经。

【主治】喉炎、喉蛾。

【操作】用三棱针刺出黑血。

【特效作用】皮肤病、青春痘、黄褐斑效佳；偏头痛极效；扁桃体炎、结膜炎、喉炎特效。

8. 耳三穴（耳上穴、耳中穴、耳下穴）

【标准定位】在耳轮外缘上端一穴（耳上穴）、中央一穴（耳中穴）、下端一穴（耳下穴）（图9-2-8）。

【解剖】肺、肾神经。

【主治】霍乱、偏头痛、感冒。

【操作】用三棱针刺出黑血，一次选用二穴即可。

【特效作用】高热、感冒极效；失眠极效；皮肤病效佳；耳鼻咽喉疾病甚效；呕吐极效。

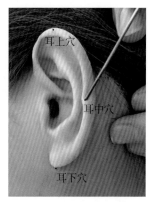

图9-2-8　耳三穴

117

三、九九部位小结

九九部位为耳朵部位，本部分总计 8 穴名，10 个穴位点。

董氏奇穴的耳穴与一般耳穴不同，有自身的特点，主要以五行来命名，其功用与五行相应，作用于五脏，容易理解，便于运用。

火耳穴作用于心，主要治疗心脏疾病；土耳穴作用于脾，主要用于脾脏相关疾病；金耳穴作用于肺，主要用于肺部相关疾患；水耳穴作用肾，主要用于肾相关的疾患。另外还有几穴不以五行而命名的穴位，耳环穴在耳垂表面中央，主要用于解酒的治疗；耳背穴主要以刺血为用，用于喉部疾病；耳三穴由三个穴点组成，分别是耳上穴、耳中穴、耳下穴，临床主要以耳上穴为常用，与传统针灸之经外奇穴耳尖穴相符，作用极广，三穴均以刺血为常用。

这一部分后来医家发挥较少，临床报道也少，所以作为了解穴位即可。

第十章 十十部位（头面部位）

一、十十部位总图（图 10-1-1 ~ 图 10-1-4）

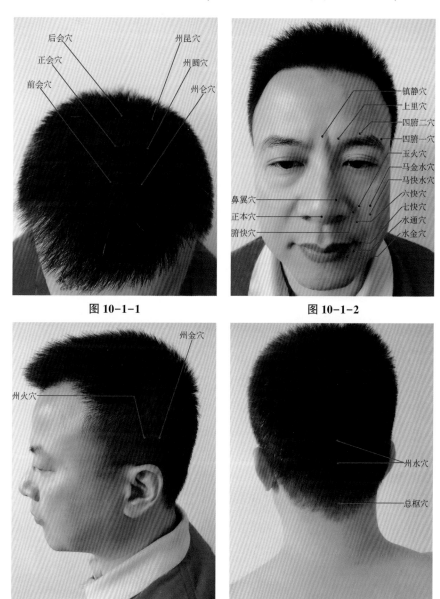

图 10-1-1

图 10-1-2

图 10-1-3

图 10-1-4

二、十十部位穴位

1. 正会穴

【标准定位】在头顶之正中央（图10-2-1）。

【解剖】脑之总神经。

【准确取穴】在头部，自头后部沿正中线向前推压，推至头顶正中央之凹陷处即为本穴。

【主治】四肢抖颤、各种风症、身体虚弱、小儿惊风、面瘫、半身不遂、神经失灵、中风不语。

【操作】以细绳竖放头顶中行，前垂鼻尖后垂颈骨正中，再以一绳横放头顶，左右各垂耳尖，当两绳之交叉点取穴。针深1~3分。

【穴性】开窍宁神，平肝息风，升阳益气。

【特效作用】失眠、神经衰弱、健忘极效；癫狂痫、舞蹈病、帕金森效佳；脑血管意外后遗症效佳。

【特效配伍】与镇静穴及前会穴或后会穴倒马针配用治疗上述诸症具有特效；配灵骨穴、大白穴治疗半身不遂效佳；配总枢穴点刺放血治疗中风不语极效。

【说明】本穴与传统针灸的百会穴相符，百会穴是临床重要穴位，董师对此又发挥出了新的功用，因此本穴临床治症广泛，是重要穴位之一，需要全面掌握。

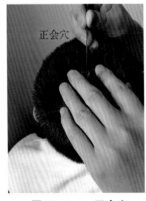
图10-2-1 正会穴

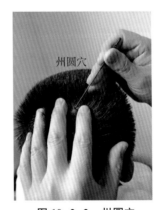
图10-2-2 州圆穴

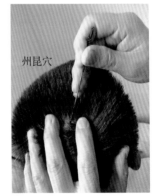
图10-2-3 州昆穴

2. 州圆穴

【标准定位】在正会穴旁开1.3寸处取穴（图10-2-2）。

【解剖】肺之神经。

【准确取穴】在头部，以正会穴为基点，首先确定出正会穴，然后再自正会穴向左右各旁开 1.3 寸处取穴即可。

【主治】半身不遂，四肢无力，虚弱，小儿虚弱、气喘，肺功能不足而引起之坐骨神经痛及背痛，神经失灵。

【操作】针深 1~3 分。

【穴性】补益肺气。

【特效作用】对肺气不足诸症极效（如气虚无力、气喘、背痛、坐骨神经痛）。

【特效配伍】常与州昆穴或州仑穴倒马针运用治疗上述诸症。

【说明】本穴一般作为州昆穴与州仑穴的倒马针，临床用之较少，仅作为了解穴位即可。

3. 州昆穴

【标准定位】在州圆穴直后 1.5 寸处取穴（图 10-2-3）。

【解剖】肺神经。

【准确取穴】在头部，以州圆穴为标志点，首先确定州圆穴，然后再从州圆穴直后量 1.5 寸处取穴。

【主治】半身不遂，四肢无力，虚弱，小儿虚弱、气喘，肺功能不足而引起之坐骨神经痛及背痛，神经失灵。

【操作】针深 1~3 分。

【运用】左小脑痛取右穴，右小脑痛取左穴。

【穴性】补益肺气。

【特效作用】对肺气不足诸症极效（如气虚无力、气喘、背痛、坐骨神经痛）。

【特效配伍】常与州圆穴或州仑穴倒马针运用治疗上述诸症。

【说明】本穴常与州圆穴倒马针运用，临床用之较少，仅作为了解穴位即可。

4. 州仑穴

【标准定位】在州圆穴直前 1.5 寸处取穴（图 10-2-4）。

【解剖】肺神经。

【准确取穴】在头部，以州圆穴为标志点，首先确定出州圆穴，然后再从州圆穴直前量 1.5 寸处取穴。

【主治】脑瘤，半身不遂，四肢无力，虚弱，小儿虚弱、气喘，肺功能不足而引起之坐骨神经痛及背痛，神经失灵。

【操作】针深 1~3 分。

【运用】脑部左侧生瘤取右穴，右侧生瘤取左穴。

【穴性】补益肺气。

【特效作用】对肺气不足诸症极效（如气虚无力、气喘、背痛、坐骨神经痛）。

【特效配伍】 常与州圆穴或州昆穴倒马针运用治疗上述诸症。

【说明】 本穴常与州圆穴倒马针运用，临床用之较少，仅作为了解穴位即可。

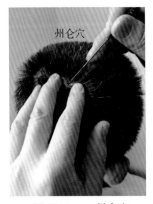

图 10-2-4　州仑穴

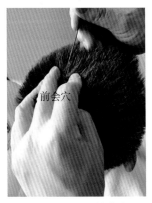

图 10-2-5　前会穴

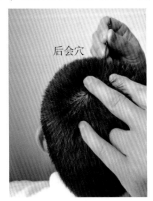

图 10-2-6　后会穴

5. 前会穴

【标准定位】 在正会穴直前 1.5 寸处取穴（图 10-2-5）。

【解剖】 脑之副神经。

【准确取穴】 在头部，以正会穴为标志点，首先确定出正会穴，然后自正会穴直向前量 1.5 寸处取穴即可。

【主治】 头昏眼花、脑涨、神经衰弱。

【操作】 针深 1~3 分。

【运用】 本穴对不省人事之患者，有使其复苏之效。

【穴性】 开窍醒神。

【特效作用】 对头昏脑涨、中风、癫痫效佳。

【特效配伍】 与后会穴、正会穴倒马针运用治疗上述诸症。

【说明】 本穴在实际运用中一般较少单独用针，而多与正会穴、后会穴倒马针运用，主要用于脑部疾病的治疗，对此应当掌握。

6. 后会穴

【标准定位】 在正会穴直后 1.6 寸处取穴（图 10-2-6）。

【解剖】 脑之总神经，脊髓神经。

【准确取穴】 在头部，以正会穴为标志点，首先确定出正会穴，自正会穴直向后量 1.6 寸处取穴即可。

【主治】 骨结核、头痛（轻度）、头晕、脊椎骨痛（对第 19~21 椎最有效）、脑充血、中风不语、半身不遂、神经麻痹。

【操作】 针深 1~3 分。

【穴性】开窍醒神。

【特效作用】中风后遗症效佳；尾椎痛极效。

【特效配伍】常与正会穴、前会穴倒马针治疗上述诸症。

【说明】本穴在实际运用中一般较少单独用针，而多与正会穴、前会穴倒马针运用，主要用于脑部疾病的治疗，对此应当掌握。

7. 总枢穴

【标准定位】在头项部入发际8分处取穴（图10-2-7）。

【解剖】丹田神经。

【准确取穴】在颈后区，以后发际为标志点，确定出后发际后，自后发际正中线向上量8分处取穴。

【主治】呕吐、六腑不安、项痛、心脏衰弱、霍乱、发言无声。

【操作】针深1~2分，用三棱针最有效，尤其小儿。

【穴性】降逆止呕，祛风活血。

【特效作用】呕吐特效；失语极效；眩晕、头痛效佳。

【特效配伍】总枢穴点刺放血，配内关穴治疗呕吐；配失音穴、通里穴治疗失语；配正会穴、镇静穴治疗头晕、头痛。

【注意】对本穴一般针深禁止超过3分，但失音者可针至3分，使其发音恢复正常。用三棱针点刺出血时，须用手将本穴之肌肉捏起，而后刺之。

【说明】本穴治症较为广泛，作用疗效也较为肯定，尤其对于呕吐的作用极强，因此是临床重要穴位，需要全面掌握。

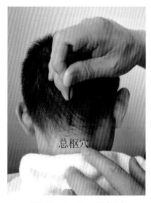

图 10-2-7　总枢穴

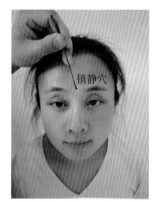

图 10-2-8　镇静穴

8. 镇静穴

【标准定位】在两眉头之正中央上3分处取穴（图10-2-8）。

【解剖】脑神经。

【准确定穴】在头部，首先确定出两眉头之中央点，然后再以其中点直上3

分处取穴。

【主治】神经错乱、四肢发抖、两腿酸软、四肢神经麻痹、失眠症、小儿梦惊。

【操作】针由上往下扎（即皮下针），深1~2分。

【运用】本穴须与正会穴配针，才有疗效。

【穴性】通督安神。

【特效作用】失眠特效；癫狂痫极效。

【特效配伍】配正会穴治疗上述诸症特效。

【说明】本穴安神镇静的功效非常好，具有确实的疗效，尤其与百会穴合用作用十分广泛，因此在临床十分常用，是临床重要穴位之一，需要全面掌握。

9. 上里穴

【标准定位】在眉头上2分处取穴（图10-2-9）。

【解剖】肺之区支神经，眼神经。

【准确取穴】在头部，首先确定出眉头，然后再自眉头上2分处取穴。

【主治】眼昏、头痛。

【操作】皮下针（针由上往下扎），深1~2分（用5分毫针）。

【穴性】疏风清热。

【特效作用】头痛、腰痛及呃逆效佳。

【特效配伍】可与四腑一穴、四腑二穴点刺治疗前头痛特效。

【说明】本穴临床用之较少，因此仅作为了解穴位即可。

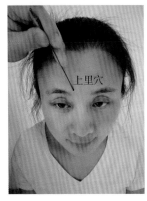 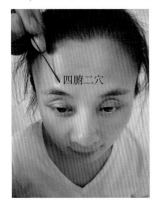 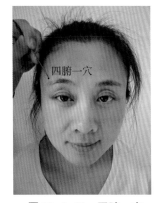

图10-2-9　上里穴　　　　图10-2-10　四腑二穴　　　　图10-2-11　四腑一穴

10. 四腑二穴

【标准定位】在眉毛中央上2分处取穴（图10-2-10）。

【解剖】肺之区支神经，眼神经。

【准确取穴】在头部，以眉毛中央为标志点，首先确定出眉毛之中央点，然后自眉毛中央直上 2 分处取穴。

【主治】小腹胀、眼昏、头痛。

【操作】用 5 分毫针，皮下针（针由上往下扎），深 1~2 分。

【穴性】疏风清热，通腑化滞。

【特效作用】小腹胀及头痛效佳。

【特效配伍】四腑一穴、四腑二穴倒马针治疗小腹胀特效；与四腑一穴、上里穴配伍治疗前头痛。

【说明】本穴临床用之较少，因此仅作为了解穴位即可。

11. 四腑一穴

【标准定位】在眉尖之上 2 分处取穴（图 10-2-11）。

【解剖】肺之区支神经，眼神经。

【准确取穴】在头部，以眉尖为标志点，首先确定出眉尖，然后自眉尖直上 2 分处取穴。

【主治】小腹胀、眼昏、头痛。

【操作】用 5 分毫针，皮下针（针由上往下扎），深 1~2 分。

【穴性】疏风清热，通腑化滞。

【特效作用】小腹胀及头痛效佳。

【特效配伍】四腑一穴、四腑二穴倒马针治疗小腹胀特效；与四腑二穴、上里穴配伍治疗前头痛。

【说明】本穴在临床用之较少，因此仅作为了解穴位即可。

12. 正本穴

【标准定位】在鼻尖之端处取穴（图 10-2-12）。

【解剖】肺之交叉区神经。

【准确取穴】在面部，以鼻尖为标志点，确定出鼻尖中央点而取穴。

【主治】敏感性鼻炎。

【操作】针深 1~2 分。

【穴性】清热开窍，苏厥醒神。

【特效作用】治醉酒效佳；治酒渣鼻、鼻塞极效。

【特效配伍】本穴点刺配耳环穴治疗醉酒效佳。

【注意】勿刺伤软骨。

【运用】用三棱针出血最有效。脑力衰退及肺弱者，可针本穴补之。

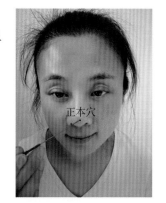

图 10-2-12 正本穴

【说明】本穴与传统针灸素髎穴相符，具有急救醒神的作用，并可以治疗鼻疾，因此临床需要掌握。

13. 马金水穴

【标准定位】在外眼角直下至颧骨下缘 1.5 分凹陷处取穴（图 10-2-13）。

【解剖】肾神经、肺之副支神经。

【准确定穴】在面部，先从外眼角直下画一条线，与颧骨下缘凹陷之交点处取穴即可。

【主治】肾结石、闪腰、岔气（呼吸时感觉痛楚）、肾脏炎、鼻炎。

【操作】针深 1~3 分。

【穴性】补益肾气，通滞化瘀，利尿排石。

【特效作用】闪腰岔气极效；肾结石特效。

【特效配伍】配下白穴治疗肾结石、肾绞痛具有特效。

【注意】下针后痛楚立即解除者，表示取穴正确；起针后出血者，表示取穴不准。

【说明】本穴作用广泛，具有补肾、排石、通经、化瘀之效，且临床功效强大，作用快捷，董师为此言之为"马"，作用迅速也。所以临床极为重要，需要深入理解和全面掌握。

【临床验案】本患者是笔者的一名学生，男，39 岁。在学习期间有一日突发性腰腹绞痛，右侧中下腹部牵及腰部阵发性剧烈疼痛，伴恶心、呕吐、尿频、尿急、大汗淋漓。检查：面色苍白，右中下腹部压痛明显，右肾区叩击痛（+）。诊断为石淋（输尿管结石）。治疗：取用马金水穴、马快水穴、下白穴、四花上穴、水相穴、水道穴，针后 5 分钟疼痛立止，留针 30 分钟起针后休息，下午继续上课。

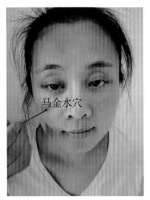

图 10-2-13　马金水穴

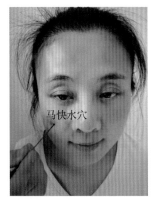

图 10-2-14　马快水穴

14. 马快水穴

【标准定位】在马金水之直下 4 分，约与鼻下缘平齐处取穴（图 10-2-14）。

【解剖】肾神经，膀胱神经。

【准确取穴】在面部，以马金水穴为标志点，首先确定出马金水穴，然后自马金水穴直下4分，与鼻下缘相平处取穴。

【主治】膀胱结石、膀胱炎、小便频数、腰脊椎骨痛、鼻炎。

【操作】针深1~3分。

【穴性】补益肾气，通滞化瘀，利尿排石。

【特效作用】膀胱结石特效。

【特效配伍】马金水穴、马快水穴倒马针治疗膀胱结石、肾结石及腰痛特效。

【说明】本穴是治疗泌尿系结石重要穴位，尤其膀胱结石最具特效，并且疗效迅速，董师为此言之为"马"，作用速效也。所以本穴在临床极为重要，需要深入理解和全面掌握。

15. 腑快穴

【标准定位】与鼻下缘齐平，当鼻角向外横开5分处取穴（图10-2-15）。

【解剖】肾之神经，六腑神经。

【准确取穴】在面部，首先自鼻下缘画一条直线，然后再以鼻角外开5分与之相交处取穴。

【主治】腹胀、腹疼痛、疝气。

【操作】针深1~3分。

【穴性】通腑化滞，行气止痛。

【特效作用】腹胀特效；胆道蛔虫症甚效；鼻病效佳。

【特效配伍】配四腑一、四腑二穴点刺放血治疗腹胀腹疼效佳；配四白穴治疗胆道蛔虫症。

【说明】本穴的定位与传统针灸的迎香穴相符，迎香穴是手足阳明经之交会穴，可有多方面的临床功效，尤其对鼻疾作用效佳，因此本穴是临床常用的穴位，应需要全面掌握。

16. 六快穴

【标准定位】在人中穴向外横开1.4寸（即去口角外纹1.5分）（图10-2-16）。

【解剖】分泌神经。

【准确取穴】在面部，以人中穴为标志点，首先确定出人中穴，然后自人中穴向外平开1.4寸处取穴。

【主治】尿道结石，尿道炎。

【操作】针深1~3分。

【运用】与马快水穴配针治尿道结石。

【穴性】通利下焦，利尿排石。

【特效作用】尿道炎、尿道结石均具特效。

【特效配伍】六快穴、七快穴倒马针治疗尿道炎、尿道痛效佳；配马快水穴治疗尿道结石特效。

【说明】本穴作用于尿道的治疗，是尿道疾病之特效穴，尤其对尿道结石的治疗更具有特效，因此成为临床之重要穴位，需要掌握。

【临床验案】陈某，女，42岁。尿频、尿急、尿灼热、尿痛3小时。患者因近几日工作劳累，饮水少，辛辣之物食用较多，因而出现上述症状来诊。诊断为热淋（尿道炎）。治疗：取用六快穴、七快穴、火硬穴，针后10余分钟后即感缓解，留针30分钟，症状消失。

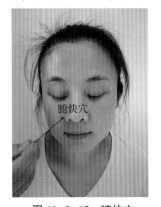

图 10-2-15 腑快穴

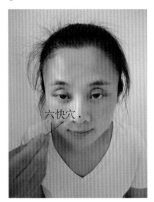

图 10-2-16 六快穴

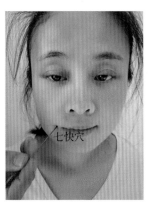

图 10-2-17 七快穴

17. 七快穴

【标准定位】在嘴角外开5分处取穴（图10-2-17）。

【解剖】肺神经。

【准确取穴】在面部，以嘴角为标志点，自嘴角向外开5分处取穴。

【主治】面部麻痹、肺虚弱、尿道结石。

【操作】针从嘴角向外斜扎，针深0.5~1.5寸。

【运用】右脸麻痹取左穴，左脸麻痹取右穴。

【穴性】通利下焦，利尿排石。

【特效作用】尿道炎、尿道结石均具特效。

【特效配伍】六快穴、七快穴倒马针治疗尿道炎、尿道痛效佳；配马快水穴治疗尿道结石特效。

【说明】本穴与传统针灸之地仓穴相差1分，因此本穴也具有地仓穴之效，并且董师发挥出了治疗尿道结石的特效作用，一般多与六快穴倒马针运用治疗尿道疾病，所以本穴也需要掌握。

18. 木枝穴

【标准定位】 在马金水穴向外上方斜开 1 寸（图 10-2-18）。

【解剖】 肝胆神经。

【准确取穴】 在面部，以马金水穴为标志点，先确定马金水穴，自马金水穴向外上方斜开 1 寸（与传统针灸的下关穴相符，所以可以按照下关穴取穴法取穴）之凹陷中。

【主治】 胆结石、胆虚弱、小儿夜哭。

【操作】 针深 1~3 分。

【穴性】 温胆补虚。

【特效作用】 胆囊炎、胆结石甚效；小儿夜哭极效。

【特效配伍】 木枝穴配下白穴治疗胆结石、胆囊炎甚效；配胆穴点刺放血治疗小儿夜哭具有特效；配灵骨穴治疗牙痛效佳。

【说明】 本穴与传统针灸的下关穴相符，但是董师发挥出了新的功用，以作用于胆腑为主要功效，是用于治疗胆病的重要穴位，因此需要掌握。

【临床验案】 杨某，男，71 岁。腹痛 5 小时来诊。患者因腹痛就诊于近处诊所，按急性胃痉挛处理，未效。检查：呈痛苦面容，黄疸明显，屈膝抱腹，体温 39.8℃，右上腹肌紧张、触痛。诊断为胁腹痛（胆石症）。治疗：取用木枝穴、下白穴、中九里穴、日月穴、阳陵泉穴、胆囊穴，针后 15 分钟疼痛缓解，留针 30 分钟后疼痛症状消失，留针 1 小时，起针后如常。

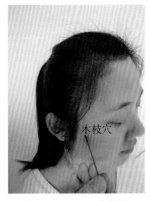
图 10-2-18　木枝穴

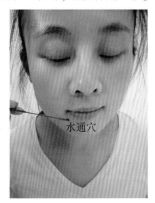
图 10-2-19　水通穴

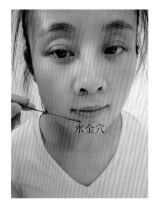
图 10-2-20　水金穴

19. 水通穴

【标准定位】 在嘴角直下 4 分处取穴（图 10-2-19）。

【解剖】 肾神经。

【准确取穴】 在面部，以嘴角为标志点，自嘴角直下 4 分处取穴即可。

【主治】 肾脏性之风湿病、肾功能不足之疲劳、头晕、眼花、肾虚、腰痛、闪腰岔气。

【操作】针由内向外斜扎，针深1~5分。

【穴性】补肺益肾。

【特效作用】咳嗽、气喘特效；肾虚腰痛及闪腰、岔气甚效；呃逆、呕吐、腹胀效佳。

【特效配伍】水通穴、水金穴倒马针治疗上述诸症具有特效；水通穴、水金穴配曲陵穴、土水中穴治疗咳嗽、气喘特效；配灵骨穴、大白穴治疗腰围大而因于气胀者效佳。

【说明】本穴名为"水通"，即是通于水之意，与肾相应，是调理肾气的重要穴位，因此本穴不仅是这一部位的重要穴位，并是全身重要穴位之一，需要深入理解和全面掌握。

【临床验案】张某，女，43岁。因感冒后咳嗽20天。患者于20天前因感受风寒而致咳嗽、发热、喷嚏等症状，经输液、口服药物等治疗，咳嗽一直未愈。现患者呈阵发性咳嗽，痰少而黏，舌质红，苔薄黄。治疗：取用水金穴、水通穴、曲陵穴、土水中穴，留针35分钟，第2日复诊症状较前缓解，共治疗3次，症状消失。

20. 水金穴

【标准定位】在水通穴向里平开5分处取穴（图10-2-20）。

【解剖】肾神经。

【准确取穴】在面部，以水通穴为标志点，首先确定出水通穴，自水通穴沿着嘴唇向下巴中央平开5分处取穴。

【主治】肾脏性之风湿病，肾功能不足之疲劳、头晕、眼花、肾虚、腰痛、闪腰岔气。

【操作】针由内向外斜扎，针深1~5分。

【运用】水通、水金两穴均主治肾病，取穴下针时应就发青处针之。

【穴性】补肺益肾。

【特效作用】咳嗽、气喘特效；肾虚腰痛及闪腰、岔气甚效；呃逆、呕吐、腹胀效佳。

【特效配伍】水通穴、水金穴倒马针治疗上述诸症具有特效；水通穴、水金穴配曲陵穴、土水中穴治疗咳嗽、气喘特效；配灵骨穴、大白穴治疗腰围大而因于气胀者效佳。

【说明】水金穴则是金水相通之意，作用于肺肾，具有肺肾同调的作用，可有调肺气补肾气的功效，常与水通穴倒马针运用，用于肺肾疾病的治疗，因此是临床重要穴位，需要深入理解与全面掌握。

【临床验案】程某，女，56岁。3天前因搬抬重物不慎扭伤腰部。患者之前曾多次扭伤腰部，每次都需要5天以上的时间方能缓解，平时经常感腰部酸软无力，本次伤后腰部剧烈疼痛，曾口服药物及外贴膏药均无效。检查：患者呈被动姿势，活动受限，于腰3~5腰椎旁压痛明显，以右侧明显。治疗：取用水通穴、水金穴、二角明穴，5分钟后即感疼痛明显减轻，留针30分钟，起针后症状基本缓解，仅感腰部酸软无力的感觉，第2日继续治疗后症状消失。

21. 玉火穴

【标准定位】在眼中央正下方之颧骨直下凹陷处取穴（图10-2-21）。

【解剖】心、肝神经。

【准确取穴】在面部，先嘱患者两眼向前方平视，自瞳孔直下，在颧骨下方凹陷处取穴。

【主治】心经之坐骨神经痛、肩臂痛、四肢痛、膝痛、颧骨痛、腮骨痛。

【操作】针深1~3分。

【穴性】活血祛瘀，通痹止痛。

【特效作用】治疗肩胛部及斜方肌疼痛效佳。

【特效配伍】配鼻翼穴治疗气血瘀滞或气血虚弱而致的疼痛效佳。

【说明】本穴作用虽然广泛，但其疗效不强，临床运用较少，所以仅作了解穴位即可。

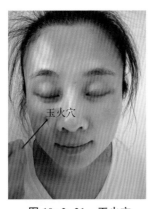

图10-2-21 玉火穴

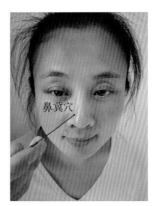

图10-2-22 鼻翼穴

22. 鼻翼穴

【标准定位】在鼻翼中央上端之沟陷中取穴（图10-2-22）。

【解剖】肺、脾、肾神经。

【准确取穴】在面部，首先确定出鼻翼中央之上端的位置，此处取穴即可。

【主治】眉棱骨痛、头昏眼花、肾亏之各种神经痛、半身不遂、四肢骨痛、面神经麻痹、舌痛、舌紧、偏头痛、喉痛。

【操作】针深 1~2 分。

【穴性】醒神醒脑，解痉止痛。

【特效作用】全身酸痛、疲劳效佳；坐骨神经痛及臀部疼痛极效；腰痛效佳。

【特效配伍】鼻翼穴配三叉三穴醒神醒脑，治疗酸痛及疲劳效佳；玉火穴配鼻翼穴治疗气血瘀滞或气血虚弱而致的疼痛；正会穴、左鼻翼穴、右次白穴组成怪三针（胡光医师之经验），治疗多动症、抽动症、癔症、癫痫等疾病。

【说明】本穴醒神与止痛作用均较好，尤其对急性痛可起到即刻缓解的作用，因此临床需要掌握。

23. 州火穴

【标准定位】在耳尖上 1.5 寸处取穴（图 10-2-23）。

【解剖】心之神经。

【准确取穴】以耳尖为标志点，首先确定出耳尖，然后再自耳尖上量 1.5 寸处取穴。

【定位】在头部，耳尖直上入发际 1.5 寸处取穴。

【主治】心悸、风湿性心脏病、四肢无力及腰痛。

【操作】用手压耳抵头，针深 1~3 分。

【穴性】作用于心。

【特效作用】心悸及心脏之风湿病效佳。

【特效配伍】州火穴、州金穴、州水穴倒马针治疗坐骨神经痛。

【说明】本穴在临床较少运用，更少单独用于临床，多与州金穴、州水穴倒马针运用，因此仅作了解即可。

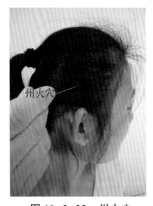 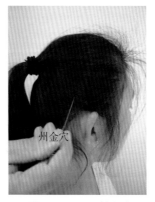 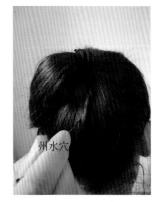

图 10-2-23 州火穴　　　　　图 10-2-24 州金穴　　　　　图 10-2-25 州水穴

24. 州金穴

【标准定位】在州火穴后 1 寸处取穴（图 10-2-24）。

【解剖】肺之神经。

【**准确取穴**】在头部，以州火穴为标志点，首先确定出州火穴，然后自州火穴向后量 1 寸处取穴。

【**主治**】肺经之腰痛、坐骨神经痛及风湿病。

【**操作**】针深 1~3 分。

【**穴性**】作用于肺。

【**特效作用**】用于肺气不足之坐骨神经痛及腰痛。

【**特效配伍**】州火穴、州金穴、州水穴倒马针治疗坐骨神经痛。

【**说明**】本穴在临床较少运用，更少单独用于临床，多与州火穴、州水穴倒马针运用，因此仅作了解即可。

25. 州水穴

【**标准定位**】在后脑高骨之尖端中央一穴，其上 8 分又一穴，共 2 穴。

【**解剖**】肾之神经。

【**准确取穴**】在头部，于后脑高骨（枕外隆凸的上缘）凹陷中取第一穴，然后再向上量 8 分取第二穴。

【**主治**】腰部脊椎骨痛，下肢麻痹，神经无力。

【**操作**】针深 1~3 分。

【**穴性**】作用于肾。

【**特效作用**】腰脊椎痛。

【**特效配伍**】州火穴、州金穴、州水穴倒马针治疗坐骨神经痛。

【**说明**】本穴在临床较少运用，更少单独用于临床，多与州金穴、州水穴倒马针运用，因此仅作了解即可。

第十一章　十一部位（后背部位）

一、十一部位总图（图 11-1-1、图 11-1-2）

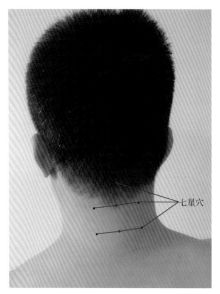

图 11-1-1

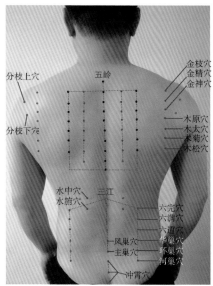

图 11-1-2

二、十一部位穴位

1. 分枝上穴

【标准定位】在肩峰突起后侧直下腋缝中，当肩胛关节之下缘 1 寸处取穴（图 11-2-1）。

【解剖】分泌神经。

【主治】药物中毒，蛇、蝎、蜈蚣等虫毒，狐臭，口臭，糖尿病，疯狗咬伤，小便痛，血淋，性病之淋病，食物中毒，服毒自杀（轻则可治，重则难医）全身发痒，瓦斯中毒。

【操作】针深 1~1.5 寸。

【特效作用】解毒要穴（对食物中毒、药物中毒及各种虫毒、动物咬伤作用特效）。

【说明】本穴与分枝下穴均是解毒的要穴，二穴倒马针运用可用于上述诸症的治疗，因此需要掌握。

【临床验案】崔某，男，31 岁。被蜜蜂螫伤 20 分钟。患者面部被蜜蜂螫伤 3 小时后，面部肿胀瘙痒疼痛。治疗：分枝上穴、分枝下穴点刺放血，再针刺手解穴，3 分钟后症状立缓，10 余分钟症状基本消失。

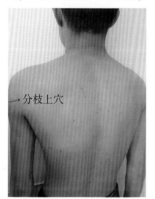
图 11-2-1　分枝上穴

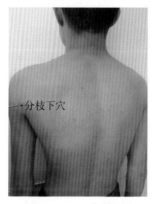
图 11-2-2　分枝下穴

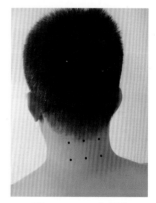
图 11-2-3　七星穴

2. 分枝下穴

【标准定位】在分枝上穴之直下 1 寸处再向内横开 5 分处取穴（图 11-2-2）。

【解剖】分泌神经，肺分支神经，乳神经。

【主治】药物中毒，蛇、蝎、蜈蚣等虫毒，狐臭，口臭，糖尿病，疯狗咬伤，小便痛，血淋，性病之淋病，食物中毒，服毒自杀（轻则可治，重则难医）全身发痒，瓦斯中毒及乳炎。

【操作】针深 0.5~1 寸。

【运用】本穴通常为分枝上穴之配针。

【特效作用】解毒要穴（对食物中毒、药物中毒及各种虫毒、动物咬伤作用特效）。

【说明】本穴与分枝上穴均是解毒的要穴，二穴倒马针运用，用于上述诸症的治疗，因此需要掌握。

【临床验案】孙某，男，27 岁。因食用海鲜后出现四肢及周身皮肤突然出现苍白色风团，痒而不痛，抓搔后加重，故来诊。诊断为瘾疹（急性荨麻疹）。治疗：分枝上穴、分枝下穴点刺放血，然后再针刺手解穴、足驷马穴，20 分钟后基本消失，留针 35 分钟，风团全部消失，无其他不适。

3. 七星穴

【标准定位】包括在项部入发际 8 分之总枢穴，其下 1 寸之分枢穴，下 2 寸之时枢穴，以及向两旁横开 8 分去发 1 寸之支禹穴，以及支禹穴下 1 寸之士禹穴（共 7 穴）（图 11-2-3）。

【解剖】总枢、分枢、时枢三穴属脑总神经，两旁支禹、士禹四穴属肺分支神经。

【主治】呕吐（五脏不安）、感冒头痛、小儿高烧、小儿各种风症。

【操作】用三棱针放血，以总枢、分枢、时枢穴为主，支禹、士禹穴为配针。

【注意】放血时，应用拇指及食指捏起穴位肌肉，然后对准穴位扎针出血，扎小儿应特别注意，以免伤脑部总神经，下伤丹田，致耳聋暗哑。

【特效作用】急性肠胃炎效佳；感冒发高烧极效。

【说明】本穴所治之症可有取穴方便的四肢部穴位代之，因此临床用之较少，作为了解穴位即可。

4. 五岭穴

【标准定位】包括五道穴线。第一条穴线从大椎骨下第二节的江口穴起，每下一节为一穴，其顺序为火曲、火云、火长、火明、火校、火门、土月、土泄穴直至第 9 椎下土克穴为止，共 10 穴。第 2 条穴线（左右共 2 条）从江口穴向左右平开 4 指（3 寸），金北穴起下 1 寸为一穴，其顺序为金斗、金吉、金陵、火金、木东、木杜穴，直至木梅穴为止，共 8 穴。第 3 条穴线（左右共 2 条）从第 2 条线向外横开 4 指（3 寸），共有金枝、金精、金神、木原、木太、木菊、木松 7 穴、每穴间隔约 1 寸（图 11-2-4）。

【解剖】从火云穴至火门穴属心之神经；从土月穴至土克穴属脾之神经；从火金穴以上属心肺交叉神经；从火金穴以下，左边属肺神经，右边属肝神经；从金神穴以上属肺之神经；从金神穴以下，左边属肺脾交叉神经，右边属肝肺交叉神经。

【主治】血压高、重感冒、发高烧、发冷、突然间引起之头晕、头痛、高血压引起之手足麻痹、半身不遂、阴霍乱、阳霍乱、呕吐及各种痧证、血管硬化之腰痛、干霍乱、阴阳霍乱、急性胃痛。

【操作】用三棱针扎出血。

【注意】刺血部位，先以酒精棉球擦拭，然后以手指或针柄按压穴处，接着再以三棱针刺出黑血。

【特效作用】高血压、呕吐、高热感冒效佳。

【说明】本穴组由40个穴点组成，穴位多，治疗广，运用有规律。本穴组之穴名均以五行属性命名，五行与其脏腑相应，取名金的作用于肺，用于治疗重感冒、发高烧、发冷等，其他穴位以此类推，各穴点以此掌握即可。

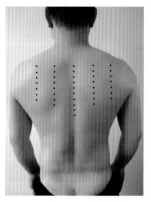

图 11-2-4　五岭穴

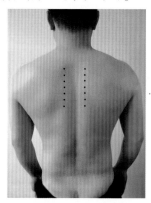

图 11-2-5　双凤穴

5. 双凤穴

【标准定位】从大椎骨以下第2与第3脊椎骨间，向左右横开1.5寸之火凤穴起，每下1寸一穴，其顺序为火主、火妙、火巢、火重、火花、火蜜七穴（左右共计14穴）（图11-2-5）。

【解剖】心之神经。

【主治】手痛、脚痛、手麻脚麻、手足血管硬化、产后风证。

【操作】用三棱针出血。

【特效作用】手脚麻木疼痛特效。

【说明】本穴刺血治疗手脚麻木疼痛有确切的疗效，用法简单，疗效明确，作用效佳，因此需要掌握穴位。

【临床验案】高某，69岁。左足麻木3个月余。患者3个月前无名原因的出现左足小趾及足掌外侧缘麻木，起初时轻时重，未在意，之后逐渐波及整个左足部，就诊于某院，行各种检查，未查出器质性问题，后就诊于中医，喝中药治疗，也未见其效，休息时加重，稍微活动后有所缓解，劳累后也会加重。治疗：双凤穴点刺放血（7个穴位分为两组，交替用针），每周2次，再用手五金、手千金穴、五虎三、五虎四，经治疗12天，症状基本缓解。

6. 九猴穴

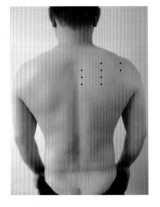

图 11-2-6　九猴穴

【标准定位】包括火凤、火主、火妙、金堂（金斗上2寸）、金北、金斗、金吉、金枝、金精9穴（左右共18穴）（图11-2-6）。

【解剖】心、肺神经。

【主治】猴瘀。

【操作】用三棱针点刺出血。

【特效作用】猴瘀特效。

【说明】本穴组临床用之较少，所以作为了解穴位即可。

7. 三金穴

【标准定位】在背部第4~6胸椎旁开3寸处取穴（包括金斗、金吉、金陵3穴）（图11-2-7）。

【解剖】心肝交叉神经。

【主治】膝痛。

【操作】用三棱针点刺出血，左痛取左穴，右痛取右穴，两脚痛则双边取穴。

【特效作用】久年膝盖疼痛特效。

【说明】本穴刺血用于膝痛的治疗具有特效作用，临床用法安全易操作，作用疗效肯定，因此是需要掌握的穴位。

【典型病案】患者，女，58岁。双膝疼痛3年余，左侧明显重于右侧，曾中西药物及膏药等方法施治，其效不显，屈伸受限，行走困难，经人介绍来诊。先于左侧三金穴刺血，刺血完毕，患者即感觉左侧的疼痛明显缓解，屈伸轻松，左侧与右侧疼痛感觉基本相同，患者大为惊奇。

8. 精枝穴

【标准定位】在背部第3、4胸椎旁开6寸处取穴（包括金枝、金精2穴）（图11-2-8）。

【解剖】肺肾交叉神经。

【主治】小腿发胀，小腿痛。

【操作】用三棱针点刺出血。

【特效作用】小腿酸胀疼痛特效。

【说明】本穴对小腿疾病的治疗具有特效作用，并且取穴少，操作安全，简单易使，故是临床重要穴位，需要掌握。

【临床验案】窦某，女，46岁。3日前因登山后出现双小腿酸胀疼痛无力的感觉，经休息不得缓解，而来调理。治疗：点刺精枝穴，然后针刺肩中穴、火腑海穴，经1次治疗后症状消失。

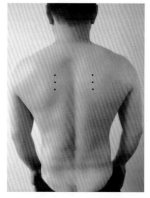 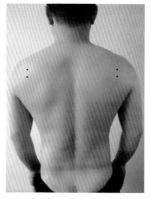 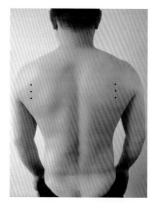

图 11-2-7　三金穴　　　　图 11-2-8　精枝穴　　　　图 11-2-9　金林穴

9. 金林穴

【标准定位】在背部第5~7胸椎旁开6寸处取穴（包括金神、木原、木太3穴）（图11-2-9）。

【解剖】肺总神经，右属肝肾交叉神经，左属脾肾交叉神经。

【主治】血管硬化之坐骨神经痛。

【操作】用三棱针放血。

【特效作用】坐骨神经痛及大腿痛特效。

【说明】本穴用于坐骨神经痛特效，刺血用之安全，用穴少痛苦小，因此是重要穴位，需要掌握。

10. 顶柱穴

【标准定位】在背部第5~10胸椎旁开3寸，及背部第5~9胸椎旁开6寸取穴（包括金吉、金陵、火金、金神、木东、木杜、木梅、木原、木太、木菊、木松，左右共22穴）（图11-2-10）。

【解剖】右侧属心肝肺交叉神经，左侧属心肝脾交叉神经。

【主治】血管硬化之腰痛、闪腰、岔气。

【操作】用三棱针点刺出血。

【特效作用】腰痛特效。

【说明】本穴组穴位多，所用功效也均有其他穴位可以代之，因此临床较少用之，作为了解穴位即可。

11. 后心穴

【标准定位】在背部第 5~10 胸椎后正中线上，与背部第 5~8 胸椎旁开 1.5 寸，及背部第 5~7 胸椎旁开 3 寸取穴（包括大椎骨下第 4 个脊椎关节处火云、火长、火明、火校、火门、土月 6 穴及脊椎旁开 1.5 寸之火妙、火巢、火重、火花 4 穴，两边共 8 穴，与金吉、金陵、火金 3 穴，两边共 6 穴。3 线共计 20 穴）（图 11-2-11）。

【解剖】心之总神经。

【主治】羊毛痧、疔疮、心脏衰弱、胃病、急性心脏停搏、风寒入里、重感冒、中风、各种急性痧证。

【操作】治羊毛痧（羊毛疔）时，用三棱针对着紫点（重者现黑点）将毛丝抽出；治疔疮、心脏衰弱及胃病用三棱针出血（限于四肢及面部之疔疮）。

【特效作用】胃痛、心脏病及疔疮效佳。

【说明】本穴组穴点多，共计 20 穴，用穴较为复杂，其治疗多为临床杂症，其功效也多有取穴方便易于掌握的其他穴位代之，因此临床较少用之。

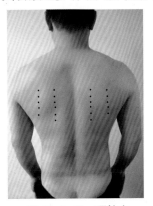
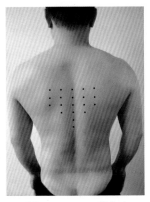
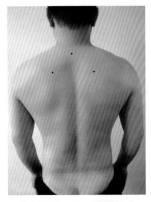

图 11-2-10　顶柱穴　　　　图 11-2-11　后心穴　　　　图 11-2-12　感冒三穴

12. 感冒三穴

【标准定位】安全穴在大椎骨下缘凹处，金斗穴在大椎下第 5 椎旁开 4 指处（3 寸）取穴（包括安全一穴，金斗两边各一穴，共 3 穴）（图 11-2-12）。

【解剖】安全穴为脊椎总神经及四肢神经所在，金斗穴为心脏二尖瓣神经所在。

【主治】重感冒。

【操作】用毫针针入皮下即见奇效。

【特效作用】感冒、发热特效。

【说明】本穴组由 3 个穴点组成，用穴少，对感冒的治疗效佳，因此需要掌握。

13. 水中穴

【标准定位】第 13 椎下旁开 1.5 寸（图 11-2-13）。

【解剖】肾总神经。

【主治】肾亏、肾虚、肾脏炎、妇科经脉不调、便秘、口渴、腰脊椎骨痛。

【操作】针深 0.8 分~1 寸。

【特效作用】糖尿病效佳；遗尿、便秘效佳；肾气亏虚诸症。

【说明】本穴所在的位置与传统针灸之三焦俞相符，三焦俞就是临床常用穴位，董师又发挥出了新的功效，因此需要掌握。

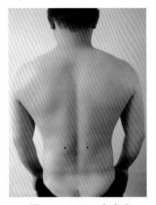 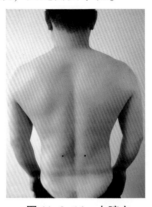 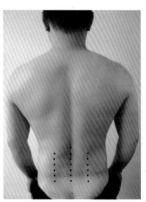

图 11-2-13　水中穴　　　　图 11-2-14　水腑穴　　　　图 11-2-15　三江穴

14. 水腑穴

【标准定位】在第 14 椎下旁开 1.5 寸（图 11-2-14）。

【解剖】肾总神经。

【主治】脊椎骨痛及弯曲困难、妇女经脉不调、肾虚、肾脏炎、口渴、便秘、肠炎、失眠、阳痿、早泄、头痛、糖尿病、闪腰、岔气、头晕眼花、腰酸背痛、急性肾炎、膀胱结石、小便不通、死胎不下。

【操作】针深 0.8 分~1 寸。

【特效作用】肾脏疾病甚效；男女泌尿生殖系统疾病效佳；水肿极效；腰痛效佳。

【说明】本穴所在的位置与传统针灸之肾俞相符，肾俞是临床重要穴位，此处董师所用依然以调肾补肾为用，是调补肾气的要穴，因此本穴就需要掌握。

15. 三江穴

【标准定位】包括第 13 椎下之分线穴起，每下 1 节 1 穴，其顺序为水分、水克、水管、六宗、凤巢、主巢 7 穴及 14 椎下旁开 3 寸之六元、六满、六道、华巢、环巢、河巢 6 穴（两边共 12 穴）（图 11-2-15）。

【解剖】肾神经及六腑神经。

【主治】经闭、子宫炎、肠炎、闪腰、岔气、急性肠炎。

【操作】用三棱针出血。

【特效作用】手臂痛、肩背痛效佳；急性肠炎及闭经也有较好的疗效。

【说明】本穴组所治的疾病多在脏腑相应的部位，对于手臂痛、肩背痛的作用就是双河穴的功效，因为本穴组包含了双河穴在内。所以本穴组临床运用不是太多，作为了解穴位即可。

16. 双河穴

【标准定位】自第14椎旁开3寸起，每下1椎旁开3寸各1穴，即6穴，两侧合计12穴（包括第14椎下之六元、六满、六道、华巢、环巢、河巢6穴，两边共12穴）（图11-2-16）。

【解剖】肾神经，六腑交叉神经。

【主治】手臂痛、肩臂痛。

【操作】用三棱针点刺出血。

【注意】出黑血有效，出红血无效。

【特效作用】手臂痛、肩背痛特效。

【说明】本穴组对手臂痛、肩背痛均有特效，因此需要掌握。

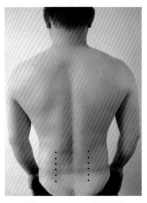

图11-2-16 双河穴

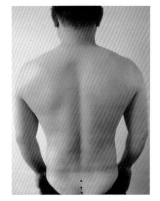

图11-2-17 冲霄穴

17. 冲霄穴

【标准定位】包括第20椎下之妙巢穴，21椎下之上对穴及上对穴下1寸之上高穴，共3穴（图11-2-17）。

【解剖】小脑神经。

【主治】小脑痛、小脑发涨、项骨正中胀痛。

【操作】用三棱针点刺出血。

【特效作用】后头痛甚效。

【说明】本穴组对后头痛有确实的作用，所以应当掌握。

第十二章 十二部位（前胸部位）

一、十二部位总图（图12-1-1、图12-1-2）

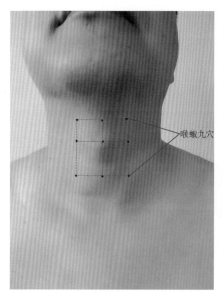

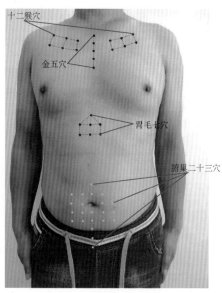

图 12-1-1

图 12-1-2

二、十二部位穴位

1. 喉蛾九穴

【标准定位】在喉结及其上1寸与下1.5寸处，另加该3处各左右旁开1.5寸处，共9穴（图12-2-1）。

【解剖】肺神经。

【主治】喉蛾、喉痛、甲状腺炎、喉痒、痰塞喉管不出（呼吸困难，状如哮喘）。

【操作】用三棱针放血。

【注意】扎针时需将穴部皮肉捏起，以免扎伤筋及软骨。

【特效作用】急性咽喉疾病特效。

【说明】本穴组治疗咽喉部疾病有较好的作用，尤其对急性咽喉疾病疗效极佳，因此需要掌握。

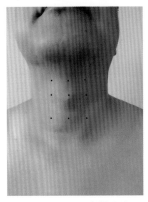 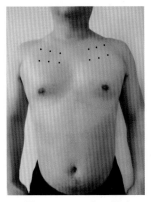 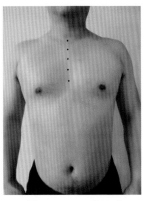

图 12-2-1　喉蛾九穴　　　　图 12-2-2　十二猴穴　　　　图 12-2-3　金五穴

2. 十二猴穴

【标准定位】平行锁骨下1.3寸处共3穴，再下1.5寸处又3穴，两边总共12穴（图12-2-2）。

【解剖】肺神经。

【主治】猴痧、血管硬化之哮喘、干霍乱（伤寒、重感冒、霍乱均会引起猴痧）。

【操作】用三棱针点刺出血。

【特效作用】对急性咽喉炎特效。

【特效作用】治疗猴痧效佳。

【说明】本穴组临床运用也不是太多，所以仅作为了解穴位即可。

3. 金五穴

【标准定位】在胸骨上端半月状之下凹陷处金肝穴，每下1节为1穴，其顺序为金阴、金阳、金转、金焦共5穴（图12-2-3）。

【解剖】心神经，气管神经。

【主治】干霍乱、消化不良（胃胀）、肋痛、气管不顺、各种痧证。

【操作】用三棱针点刺出血。

【特效作用】治疗急性咳喘极效。

【说明】以上诸穴皆在任脉上，分别与传统针灸的天突、璇玑、华盖、紫宫、玉堂相应，传统用穴一般均以毫针为主，董氏针灸以刺血为用，所治也均为局部疾病，临床用之较少，作为了解穴位即可。

4. 胃毛七穴

【标准定位】从歧骨下缘凹陷处起，直下1寸1穴，共3穴。旁开1.5寸各2穴（两边4穴）（图12-2-4）。

【解剖】心胃交叉神经。

【主治】羊毛痧、胃病、各种霍乱、心跳、胃出血。

【操作】用三棱针点刺出血，治羊毛痧则需抽出毛丝。

【特效作用】治疗胃胀、胃痛、呕吐特效。

【说明】本穴组穴位处于胃脘部，主要也是以胃病的治疗为主，对急性的胃痛、呕吐确有很好的实效性，在民间被广用，对此可以掌握。

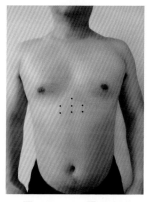

图12-2-4 胃毛七穴

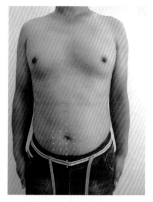

图12-2-5 腑巢二十三穴

5. 腑巢二十三穴

【标准定位】肚脐直上1寸1穴，共2穴；肚脐每下1寸1穴，共5穴；肚脐旁开1寸1穴，其上1穴，其下2穴（共4穴，两边共8穴）；肚脐旁开2寸1穴，其上1穴，其下2穴（共4穴，两边共8穴），总共23穴（图12-2-5）。

【解剖】六腑神经。

【主治】肠炎、子宫炎、肾炎、肾痛、脐痛。

【操作】用三棱针点刺出血。

【特效作用】急性肠炎、小腹痛、肾炎效佳。

【说明】本穴组对上述疾病确有实效，尤其急性病症效佳。临床运用时一般多以脐中心上下左右各一穴为常用，所以掌握本穴组以脐为中心上下左右几穴即可。

第十三章　补遗穴位

1. 凤巢穴

【标准定位】在无名指中节内侧（桡侧）正中点处取穴（图13-1）。

【主治】子宫痛、子宫瘤、子宫炎、月经不调、赤白带下、输卵管不通、子宫不正、小便过多、阴门发肿、安胎、预防流产。

【操作】针深0.1~0.3寸。

【特效作用】治疗不孕症特效。

【说明】本穴与还巢穴作用相近，还巢穴作用更强，一般多用还巢穴，所以本穴临床用之较少。

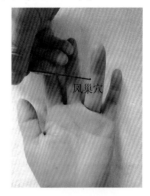

图13-1　凤巢穴

2. 小节穴

【标准定位】在拇指本节掌骨旁（在肺经上）赤白肉际上取穴（图13-2）。

【主治】踝痛、踝扭伤特效。亦可治颈痛、肩痛、背痛、腰痛、坐骨神经痛、胸痛、胃痛、慢性腹泻、腕肘痛。

【操作】握拳（拇指内缩），斜上掌心方向刺，针深1~1.5寸。

【特效作用】踝关节扭伤特效；足跟痛效佳。

【说明】本穴为踝关节扭伤之特效穴，具有见效快、疗效强、操作安全等优势特点，因对踝关节治疗极为特效，所以又称之为"踝灵穴"，许多针灸医者因用本穴取得了显著疗效，而才对董氏奇穴产生了浓厚的兴趣。

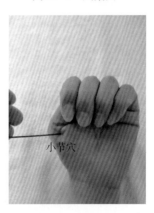

图13-2　小节穴

【临床验案】任某，女，47岁。4天前下楼梯时不慎扭伤左外踝关节，当即肿痛。到医院急诊，X线片未见骨折，建议局部冷敷，外用云南白药气雾剂，但局部肿痛一直不能缓解，左足踝关节疼痛难忍，不敢着地。检查：左足外踝关节肿胀，局部皮肤青紫，足背及外踝最明显，有广泛的压痛，外踝前下方尤其明显。治疗：先于肿胀部位点刺放血加拔罐，然后再针刺小节穴，嘱患者活动患处，其疼痛即可缓解，留针15分钟后，左足即能着地行走。第2日疼痛、红肿已明显缓解，又经治疗2次，症状基本消失。

3. 次白穴

【标准定位】在手背中指掌骨与无名指掌骨之间，距指骨与掌骨接连处 5 分取穴（图 13-3）。

【主治】小腿酸痛及发胀，头痛，腰背痛。

【操作】针深 0.3~0.8 寸。

【特效作用】小腿酸痛特效。

【说明】本穴所在位置为二二部位，二二部位则有 5 个带有"白"字的穴位，所以又经常称之为"五白穴"。在这五穴中本穴用之最少，主要用于小腿酸痛的治疗，因此可作为了解穴位即可。

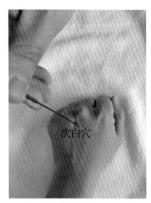

图 13-3　次白穴

4. 三叉一穴

【标准定位】在食指与中指叉口之中央处取穴（图 13-4）。

【主治】肩痛、背痛、颈项痛、腰痛、胁痛、胃痛、月经不调、崩漏、调补肺气、角膜炎、眼睛酸痛、坐骨神经痛、眉棱骨痛、视神经萎缩、半身不遂、痿证。

【操作】握拳取穴，直刺 1~2 寸深。

【特效作用】颈肩腰背痛特效；月经不调、崩漏甚效。

【说明】本穴作用功效虽多，但其临床实际用之较少，一般仅作为配穴用之，所以作为了解穴位即可。

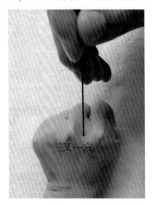

图 13-4　三叉一穴

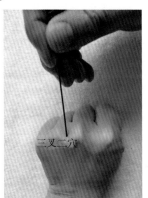

图 13-5　三叉二穴

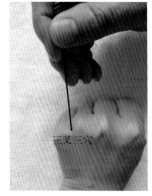

图 13-6　三叉三穴

5. 三叉二穴

【标准定位】在中指与无名指叉口之中央处取穴（图 13-5）。

【主治】膝痛、腰扭伤、五官科疾患、强心、脾肿大、胰脏炎、半身不遂、坐骨神经痛、手脚麻痹、肝弱。

【操作】握拳取穴，直刺 1~2 寸深。

【特效作用】腰痛、小腿痛效佳。

【说明】本穴和三叉一穴皆是功效多，但实际用之少，所以作为了解穴位即可。

6. 三叉三穴

【标准定位】在无名指与小指叉口之中央处取穴（图 13 6）。

【主治】感冒、头痛、肩痛、五官科疾患、喉痛、耳鸣、心悸、目赤肿痛、荨麻疹、腿痛、眼皮下垂、眼皮沉重、疲劳、提神、重症肌无力、益脾补肾、坐骨神经痛、骨刺、腰酸腰痛、肾盂肾炎、肾脏病水肿。

【操作】握拳取穴，直刺 1~2 寸深。

【特效作用】感冒特效；眼睑下垂甚效；疲劳甚效；头痛极效；五官科疾患效佳。

【说明】本穴与传统针灸液门穴相符，液门穴是三焦经之荥穴，是临床重要穴位，而本穴又发挥出了更多的功效，并常以主穴用于临床，因此本穴需要深入理解和全面掌握。

7. 大叉穴

【标准定位】在拇指与食指叉口之中央处取穴（图 13-7）。

【主治】温阳补气，通调全身气血的作用。

【说明】本穴犹如灵骨穴之功效，一般均以灵骨穴用之，所以本穴较少用，仅作为了解穴位即可。

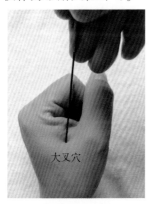

图 13-7　大叉穴

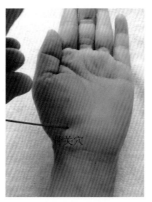

图 13-8　骨关穴

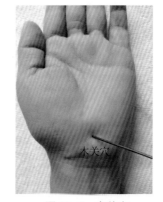

图 13-9　木关穴

8. 骨关穴

【标准定位】在手掌腕横纹中点往远心端上 5 分偏桡侧 5 分处取穴（图 13-8）。

【主治】坐骨神经痛、半身不遂、骨刺、十二指肠球炎、解尿酸毒、食物中毒、药物中毒。

【操作】直刺 3~5 分深。

【特效作用】痛风、足跟痛特效。

【说明】本穴与木关穴用于足跟痛及痛风效果较好，因此需要掌握。

9. 木关穴

【标准定位】手掌腕横纹中点往远心端上 5 分偏尺侧 5 分处取穴（图 13-9）。

【主治】腰痛、心闷、两胁痛、黄疸病、坐骨神经痛、腿痛、腹膜炎、全身关节痛、解尿酸毒、食物中毒、药物中毒。

【操作】直刺 2~5 分深。

【特效作用】痛风、足跟痛特效。

【说明】本穴与骨关穴用于足跟痛及痛风效果较好，因此需要掌握。

10. 消骨穴

【标准定位】在外膝眼至解溪间中点 1 穴，再各二等分各取 1 穴（或其上下 3 寸各取一穴），共 3 穴。自上而下依次为消骨一穴、消骨二穴、消骨三穴（图 13-10）。

【主治】全身各部位骨节肿大（如膝关节、指间关节肿大）皆效。

【操作】紧贴胫骨外缘，自前往后直刺。

【特效作用】用于骨质增生的治疗效佳。

【说明】本穴首见于赖金雄医师所著的《董氏针灸奇穴经验录》中，主要用于骨质增生的治疗。针刺时紧贴胫骨进针，以骨治骨，作为了解穴位即可。

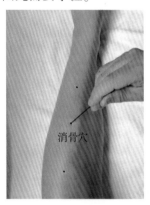

图 13-10　消骨穴

11. 上反穴（三反穴）

【标准定位】当下三皇穴线上，取地皇穴为基准点，其上下 3 寸各加一穴，共 3 穴。自上而下依次称为上反一穴、上反二穴及上反三穴，合称三反穴。沿胫骨由内侧往外侧进针（图 13-11）。

【主治】为甲状腺功能亢进特效穴。此症女性患者为多，针本穴有镇静的作用，可治愈其病，亦可缓和其暴躁之脾气，故亦名为"温柔穴"。

【操作】针刺 1~2 寸深。

【特效作用】甲亢特效。

【经验】余经验可治甲状腺功能亢进各穴之分野如

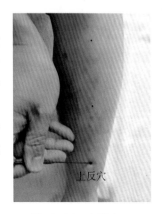

图 13-11　上反穴

此，但是否必然如此，不敢确定，仅供参考。

①三反穴治向内长者；②驷马穴治眼突者；③三重穴治往外长者；④曾治内外皆长者，以三重穴取效。

【说明】本穴首见于赖金雄医师所著的《董氏针灸奇穴经验录中》，临床较少见运用发挥，作为了解穴位即可。

第二篇

临床常见病特效组方

1. 后头痛

正筋穴、配正宗穴特效。

2. 偏头痛

侧三里穴配侧下三里穴特效。

3. 前头痛

四花中穴点刺放血，配针刺火菊穴特效。

4. 头顶痛

正筋穴、正宗穴配火主穴特效。

5. 鹅掌风

木穴配指驷马穴治疗鹅掌风具有特效。

6. 多种皮肤病

驷马穴配手五金穴、手千金穴、手解穴具有特效。

7. 过敏性鼻炎

驷马穴配四花上穴、通关穴、通天穴具有特效。

8. 眼睛干涩

木穴、明黄穴配光明穴有特效。

9. 麦粒肿

灵骨穴配耳尖穴点刺放血特效。

10. 迎风流泪

木穴配下三皇穴特效。

11. 生理性飞蚊症

肾关穴配光明穴具有特效。

12. 青光眼

火主穴、火硬穴配下三皇穴具有特效。

13. 眼睑下垂及无力

三叉三穴配火菊穴、门金穴具有特效。

14. 暴聋

足三重穴配三叉三穴具有特效。

15. 耳鸣、耳聋

中白穴、中九里穴、足驷马穴具有特效。

16. 咳嗽（急性支气管炎）

曲陵穴、土水穴、水通穴、水金穴特效。

17. 慢性支气管炎

水通穴、水金穴、足驷马穴、三叉三穴具有特效。

18. 急性呕吐

通关穴、通山穴、通天穴具有特效。

19. 急性胃肠炎

肠门穴、腑肠穴、四花下穴、门金穴配四花外穴点刺放血特效。

20. 便秘

三其穴（其门、其角、其正）配火串穴具有特效。

21. 急性阑尾炎

四花中外点刺放血，再针刺四花下穴、腑肠穴、肠门穴、门金穴具有特效。

22. 胃酸过多

天皇穴配肾关穴。

23. 胃痛、胃胀（慢性胃炎）

四花中外点刺放血，四花上穴配通关、通山穴、门金穴。

24. 急性胃痛（胃痉挛）

四花中穴点刺放血，针土水穴配门金穴。

25. 脾大

脾肿穴、木斗穴、木留穴、足三重穴特效。

26. 糖尿病

下三皇穴配上三黄穴治疗糖尿病具有特效。

27. 伤口不愈合

制污穴点刺放血配外三关穴治疗各种伤口不愈合具有特效。

28. 心脏病

心三通（通关穴、通山穴、通天穴）配四花穴区点刺放血治疗各种心脏病特效。

29. 三叉神经痛

侧三里穴、侧下三里穴配大白穴、腕顺一穴治疗三叉神经痛特效。

30. 颞颌关节紊乱

火主穴配门金穴、下关穴具有特效。

31. 面瘫

足三重穴瘀络点刺放血或者口腔内瘀络点刺放血，再针刺侧三里穴、侧下三里穴配灵骨穴具有特效。

32. 咽喉痛

足千金穴、足五金穴、三叉三穴配少商穴点刺放血具有特效。

33. 牙痛

侧三里穴、侧下三里穴配大白穴具有特效。

34. 鱼刺鲠喉

指五金穴、指千金穴特效。

35 落枕、颈椎病

重子穴、重仙穴配正筋穴、正宗穴具有特效。

36. 背痛

重子穴配重仙穴治疗久年背痛具有特效。

37. 胸胁痛

火串穴配足驷马穴具有特效。

38. 慢性腰痛

灵骨穴、中白穴、腕顺一穴。

39. 闪腰岔气（急性腰痛）

委中穴点刺放血配二角明穴、马金水穴针刺。

40. 腕关节疼痛及麻木

侧三里穴、侧下三里穴治疗手腕疼痛、麻木特效。

41. 肩关节抬举受限

肾关穴配足五金穴、足千金穴具有特效。

42. 坐骨神经痛

灵骨穴、大白穴治疗坐骨神经痛特效。

43. 膝痛

肩中穴与心门穴配火主穴具有特效。

44. 大腿痛

灵骨穴、大白穴配三叉三穴具有特效。

45. 腹股沟处疼痛

心门穴配门金穴具有特效。

46. 小腿痛

肩中穴配次白穴具有特效。

47. 踝关节扭伤

小节穴配患处点刺放血极具特效。

48. 足跟痛

灵骨穴配五虎穴具有特效。

49. 手指痛及麻木

五虎一穴、五虎二穴具有特效。

50. 足趾疼痛及麻木

五虎三穴、五虎四穴具有特效。

51. 脚痛及脚麻

手五金穴、手千金穴具有特效。

52. 尾椎痛

心门穴配肺心穴具有特效。

53. 各种骨刺

四花中穴、四花副穴配上三黄穴、中九里穴治疗骨刺具有特效。

54. 急性黄疸

肝门穴、肠门穴配眼黄穴特效。

55. 肝硬化

上三黄穴配木斗穴、木留穴具有特效。

56. 急慢性肝炎

上三黄穴配肝门穴具有特效。

57. 胆石症

水曲穴、木枝穴配下白穴具有特效。

58. 胆囊炎

火枝穴、火全穴配其黄穴具有特效。

59. 肾、输尿管结石

马金水穴、马快水穴配水金穴、水通穴具有特效。

60. 膀胱结石

马金水穴、马快水穴配中极穴具有特效。

61. 尿道结石

六快穴、七快穴治疗尿道结石、尿道炎特效。

62. 非炎症性尿频

肾关穴配人皇穴治疗尿频具有特效。

63. 尿急、尿痛

浮间穴、外间穴、火硬穴、六快穴、七快穴具有特效。

64. 疝气

先于内踝至三阴交瘀络点刺放血，再针刺大间穴、小间穴、中间穴、浮间穴、外间穴（五穴分为两组交替用针）治疗疝气特效。

65. 不孕症

妇科穴、还巢穴配生殖三穴（大赫、关元、三阴交）治疗不孕症特效。

66. 痛经

妇科穴、还巢穴配门金穴、火主穴具有特效。

67. 带下症

木妇穴、云白穴、天宗穴具有特效。

68. 流产、习惯性流产

妇科穴、还巢穴配肾三通（通肾、通胃、通背）具有特效。

69. 女性性冷淡

三其穴（其门、其角、其正穴）具有特效。

70. 乳腺增生

足三重穴配驷马穴具有特效。

71. 子宫位置不正

妇科穴、还巢穴配阳池穴具有特效。

72. 子宫肌瘤、子宫腺肌症

妇科穴、还巢穴、足三重穴、水晶穴具有特效。

73. 阴道炎

李白穴、云白穴配姐妹三穴具有特效。

74. 中风偏瘫后遗症

木火穴、正会穴、灵骨穴、大白穴、肾关穴、中九里穴合用为特效组方。

75. 小儿夜哭

胆穴配木枝穴具有特效。

76. 小儿流口水

止涎穴配灵骨穴具有特效。

77. 小儿高热

大白穴点刺放血针刺重仙穴。

78. 小儿哮喘

大白点刺放血，配重子穴、水金穴针刺。

79. 癫痫

火枝穴、火全穴配土水穴或心三通（通关穴、通山穴、通天穴）配上三黄穴具有特效。

80. 脑外伤

上瘤穴配正筋穴、正宗穴或足三重穴具有特效。

81. 狐臭

天宗穴、李白穴配分枝上穴、分枝下穴具有特效。

82. 痔疾

三其穴（其门、其角、其正穴）具有特效。

83．醉酒

耳环穴配正本穴点刺放血特效。

84．甲状腺肿大

足三重穴点刺放血，足千金穴、足五金穴配侧三里穴、侧下三里穴具有特效。

85．震颤

上三黄穴配下三皇穴。

86．晕车、晕船

总枢穴点刺放血配手解穴、镇静穴。

87．各种急救

手解穴配地宗穴。

88．毒物咬伤、蜇伤

分枝上穴、分枝下穴配手解穴。

附录

董氏针灸穴名笔画索引

一画

一重穴／074

二画

二角明穴／009

二重穴／075

十二猴穴／144

七快穴／128

七虎穴／088

七星穴／136

人士穴／037

人宗穴／046

人皇穴／085

九猴穴／138

三画

三叉一穴／148

三叉二穴／148

三叉三穴／149

三江穴／141

三金穴／138

三重穴／076

三眼穴／014

土水穴／027

土耳穴／116

下九里穴／109

下白穴／024

下曲穴／051

下泉穴／105

下唇穴／081

大叉穴／149

大白穴／023

大间穴／003

上九里穴／108

上反穴／150

上白穴／023

上曲穴／051

上里穴／124

上泉穴／106

上唇穴／081

上瘤穴／055

门金穴／061

小节穴／147

小间穴／003

马快水穴／126

马金水穴／126

四画

天士穴／038

天宗穴／048

天皇穴／082

天皇副穴（肾关穴）／083

天黄穴／099

云白穴／048

木火穴／007

木斗穴／062

木穴／011

木耳穴／115

木关穴／150

木妇穴／056

木枝穴／129

木炎穴／013

木留穴／062

五虎穴／017

五岭穴／136

支通穴／049

止涎穴／016

中九里穴／108

中白穴／024

中间穴／005

中泉穴／105

内通关穴／110

内通山穴／110

内通天穴／111

手千金穴／035

手五金穴／034

手解穴／026

分枝下穴／135

分枝上穴／135

分金穴／043

凤巢穴／147

六快穴／127

六完穴／063

火山穴／033

火包穴／055

火主穴／060

火耳穴／115

火全穴／102

火连穴／064

火串穴／032

火枝穴／101

火陵穴／032

火菊穴／065

火散穴／065

火硬穴／060

火腑海穴／033

火膝穴／011

心门穴／036

心常穴／013

心膝穴／007

双凤穴／137

双河穴／142

水中穴／141

水仙穴／067

水耳穴／116

水曲穴/063

水金穴/130

水相穴/066

水通穴/129

水晶穴/067

水腑穴/141

水愈穴/052

五画

玉火穴/131

正士穴/073

正本穴/125

正会穴/120

正宗穴/073

正筋穴/072

四花下穴/079

四花上穴/077

四花中穴/077

四花外穴/080

四花里穴/080

四花副穴/078

四肢穴/084

四腑一穴/125

四腑二穴/124

失音穴/111

外三关穴/088

外间穴/004

六画

地士穴/038

地宗穴/047

地皇穴/084

耳三穴/117

耳环穴/115

耳背穴/116

光明穴/089

曲陵穴/039

后心穴/140

后会穴/122

后枝穴/044

后椎穴/043

州仑穴/121

州火穴/132

州水穴/133

州昆穴/121

州金穴/132

州圆穴/120

冲霄穴/142

次白穴/148

妇科穴/015

七画

花骨一穴/067

花骨二穴/068

花骨三穴/069

花骨四穴/069

李白穴/049

还巢穴/005

足千金穴/087

足五金穴/087

肝门穴/036

肠门穴/035

灵骨穴/022

八画

其门穴/030

其角穴/030

其正穴/031

其黄穴/100

顶柱穴/139

明黄穴/099

侧三里穴/085

侧下三里穴/086

金五穴/145

金耳穴/116

金林穴/139

金前下穴/107

金前上穴/107

肺心穴/008

肩中穴/045

姐妹一穴/094

姐妹二穴/095

姐妹三穴/095

驷马下穴/104

驷马上穴/103

驷马中穴/102

制污穴/016

九画

指三重穴/010

指五金、指千金穴/007

指肾穴/010

指驷马穴/006

背面穴/046

胃毛七穴/145

骨关穴/149

重子穴/021

重仙穴/021

复原穴/014

胆穴/009

前会穴/122

首英穴/043

总枢穴/123

十画

消骨穴/150

海豹穴/056

浮间穴/004

通山穴/092

通天穴/093

通关穴/092

通肾穴/097

通背穴/098

通胃穴/097

十一画

眼黄穴/015

十二画

落通穴/050

喉哦九穴/144

脾肿穴/012

腑肠穴/079

腑快穴/127

腑巢二十三穴/145

腕顺一穴/025

腕顺二穴/026

富顶穴/044

十三画

搏球穴/073

感冒一穴/095

感冒二穴/096

感冒三穴/140

解穴/109

十四画

鼻翼穴/131

精枝穴/138

十五画

镇静穴/123

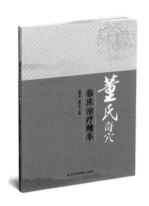

董氏奇穴临床治疗精华

定价：50.00元

董氏奇穴与经穴治疗
颈肩腰腿痛集验

定价：40.00元（赠光盘）

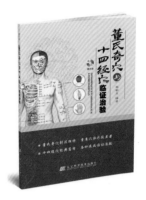

董氏奇穴与十四经穴
临证治验

定价：60.00元（赠光盘）

杨朝义老师更多董氏奇穴相关著作尽在辽宁科技网络书店，为您提供全新正版、低折优惠、方便快捷的服务，快来登录吧！